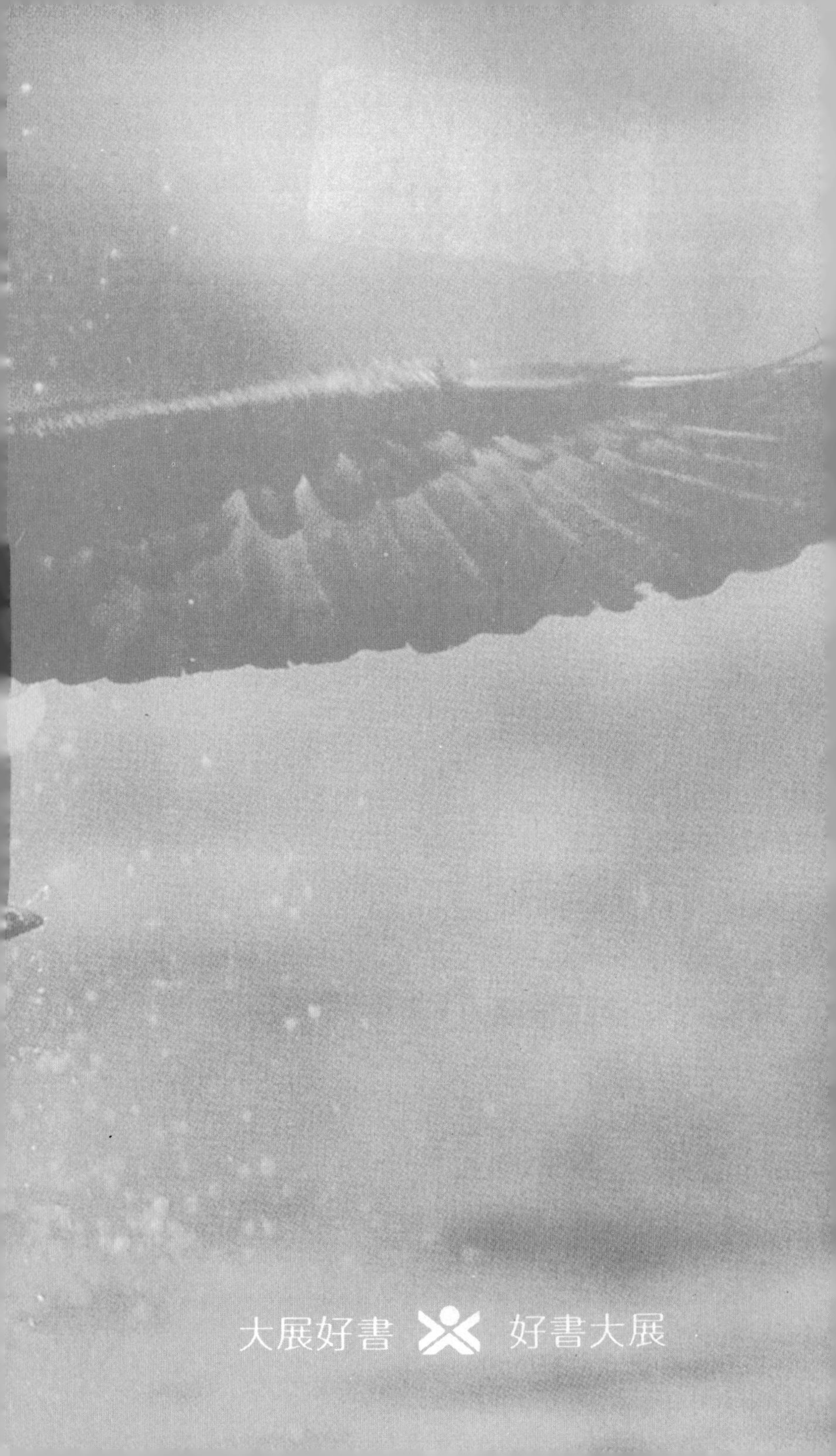
大展好書 好書大展

大展好書 好書大展

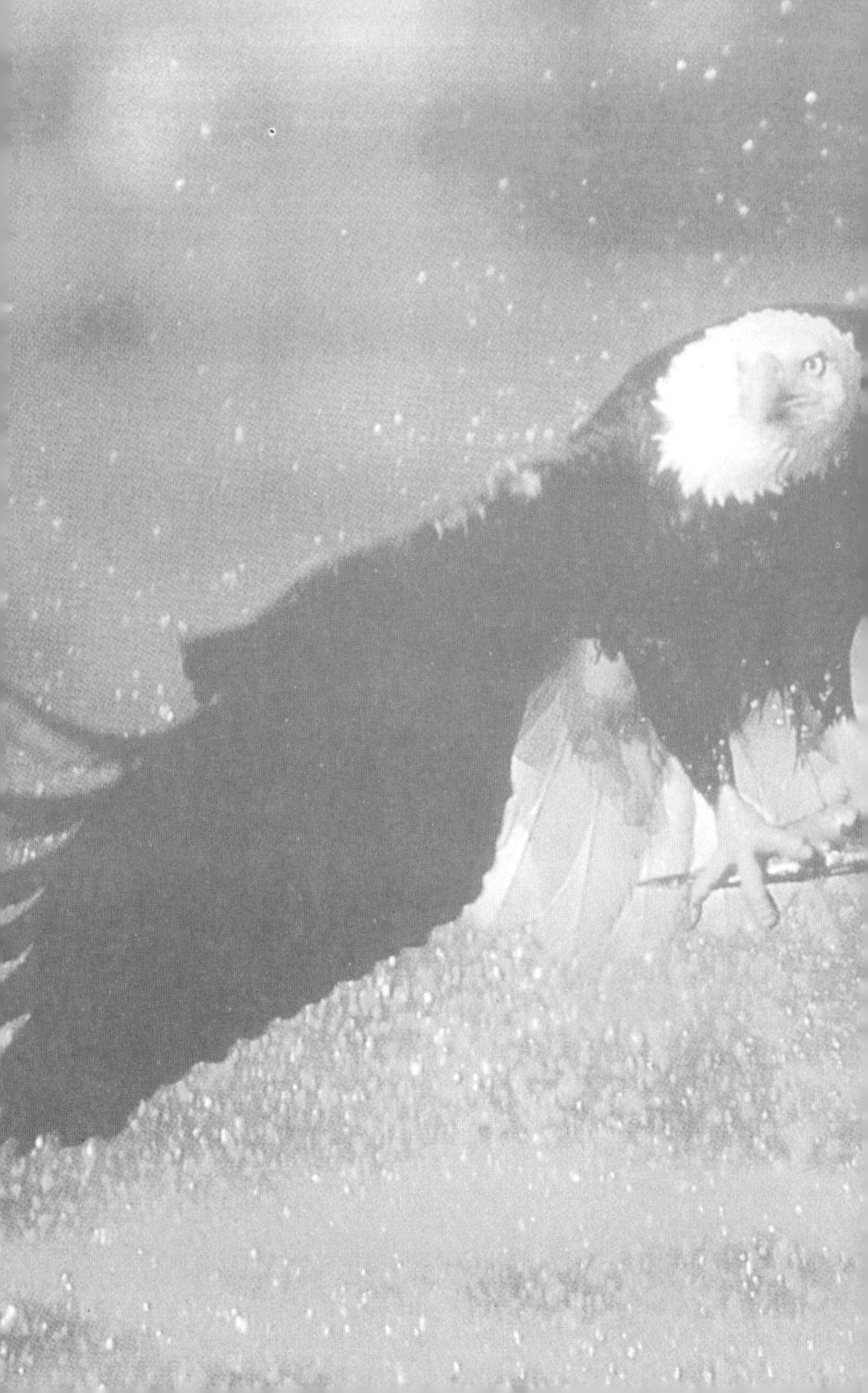

自然治癒力提升法

帶津良一／著
蔡媛惠／譯

67

健康天地

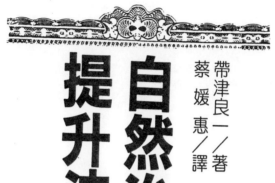

前言

在社會上有很多人經醫生放棄治療，卻能夠奇蹟似的恢復健康，即使醫生宣告「只剩幾個月的壽命」，但在期限過了以後，依然持續生存。其生命力，西方醫學也只能以「奇蹟」來表示。

但是，這個「自然治癒力」是人類所具有的力量，卻被西方醫學置之度外。我們能夠維持生命的力量及修正偏頗狀態的力量是與生俱有。只要我們注意到這個力量，就可以瞭解所謂的「奇蹟」並不是「奇蹟」。

我在一九六〇年代後半期成為醫生，包括我自己在內，對於支撐國內醫療的近代西洋醫學之力量無人會懷疑，所謂醫學就是近代西方醫學，大家都確信如此。

但是，很多癌症專門醫師面對患者時，卻發現光靠西方醫學並不能解決問題，而就同樣的病情患者而言，有的人會顯著惡化，有的人卻發生了

「奇蹟」。有的人動過好幾次手術卻會再發，而有的人並沒有察覺到疾病的存在卻自然治癒了。

到了最近，像愛滋病或是罹患癌症絕症的產生，都是超越了最新西方醫學所能應付之界限的疾病及現象。我認為這就是現代人過於依賴西方醫學，而使原本具有的「自然治癒力」減退的緣故。

近代西方醫學借助物理學等周邊科學的力量，經由科學的方法掌握肉眼看得到的身體，對於人類的幸福確具貢獻。從臟器到組織，從組織到細胞，從細胞到遺傳因子，西方醫學的對象不斷的縮小，這的確是可以解開生命之謎的一個管道。但是，其太過於拘泥於「小部分」，這種情形就類似方法論的機械工學。

但是，醫學界並非機械工學，其對象是生命，而生命有保護生命的「自然治癒力」，絕對不像機械一樣可以分割。

「自然治癒力」給予我們的不僅止於對抗疾病的抵抗力而已，它告訴我們疾病絕對不是令人感嘆的事，也絕對不要畏懼死亡，而應該知道怎麼樣才能夠活得更好。

對於人類而言，如此重要的「自然治癒力」，其真相如何卻不得而知，本書就為各位稍加清楚的探討一下神所賜予的神奇力量之輪廓，並探究及提高自然治癒力的方法，希望能利用本書使更多的人能夠產生「奇蹟」，過著充滿生命力的人生。

帶津　良一

目錄

第三章　提升自然治癒力的方法

目　錄

第一章

被醫生放棄的患者
能站、能笑、能活著

1 自然治癒力 神奇的力量

羅患末期癌症從死亡邊緣中生還的患者記錄

前年三月，有一位羅患末期癌症的女性患者到我這裡來，其左胸壁出現如壘球般大的腫瘤，且正中央已經出現潰瘍並有膿積存。出血時彌漫著臭味，後脖頸及肺門亦出現淋巴節轉移的現象。在這種狀態下，於醫院做過許多的治療，但皆束手無策，因此醫生便囑咐患者回到家中去等死。臉色蒼白，據醫院說只剩二個月的壽命了。

通常，當患者瞭解自己生命即將終結時，大都會放棄治療，尤其一旦被宣告「死亡」時，更會顯示出無可奈何。但是，這位患者雖然也是處於這種狀態，其表情卻是顯得格外開朗，眼睛並閃耀著美麗的光輝。

事實上，很多這類的患者都曾慕名來訪過我的醫院，因爲我的醫院不僅是進行西方醫學的治療而已，還有漢方、氣功等中國醫學，以及身心醫學也積極納入醫療活動當中，在雜誌及電視上也有經常報導，使患者燃起了希望。這位女性患者也是在朋友的介紹下前來的。

「其他的醫院都說已經束手無策了，但是我還是想親自嘗試一下，希望得到醫生您的指導。」

患者如此對我說，於是我便爲她進行利用漢方藥的治療以及食物療法，並要她定期到醫院來就診。後來癌症的進行竟然完全停止，我自己也覺得不可思議，同時原有的腫瘤亦逐漸好轉。每次她到醫院時，丈夫都會陪她前來，臉部的表情也顯得非常開朗。

但是，過了數月之後，她卻說：「請停止食物療法，我想吃愛吃的東西。」又過了數月她說：「煎藥好苦呀！能否用其他藥代替。」理由是「性命最多只有二個月到三個月，在死之前希望能夠隨心所欲的生活」，而我也按照她的希望去做。

但是，症狀並沒有惡化，從來到醫院後過了一年，連我自己都感到很驚訝。到了去年六月，這位患者罹患肺水腫，緊急住院，因呼吸困難而使用人工呼吸器延續生命。

這時她也覺悟到會死亡，將家人叫到病房，和他們一一握手致謝，希望能夠安靜的去。但是在快要不行的時候，患者很痛苦的對我說：「我有一個請求。」然後她說：「我

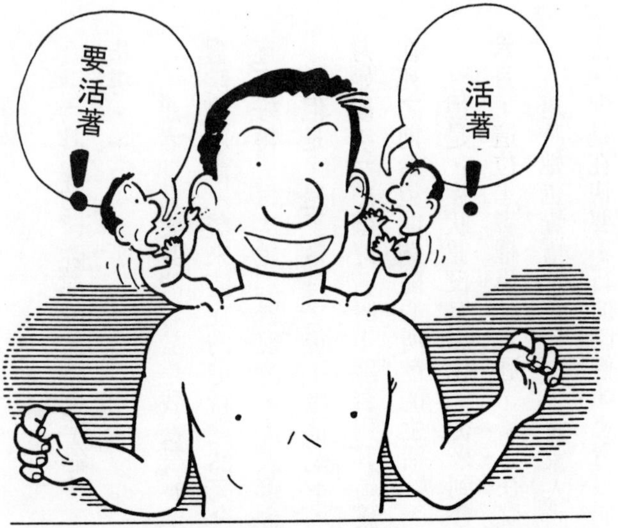

人類的身體是藉著想要「活著」的意志而活動

想回到我的故鄉伊豆大島，如果要死的話也想看著海而死。」

這的確是非常魯莽的行爲，而我加以拒絕。但是她卻非常的堅持，其丈夫也說：「就算在途中死亡也不要緊，還是照她的希望去做吧！」不斷的請求我。

於是，我讓她帶著有萬一時可以立即到附近醫院就診的介紹信，並派護士陪同他回故鄉。由早上四時從醫院出發，經乘車換船到達伊豆大島時已是黃昏。當平安到達的消息傳到我這兒時，我也感到很驚訝。老實說，並沒有經過真正的治療，就算她在途中死亡也不足爲奇。

過了三個月之後，對方從伊豆大島打電

話來，我想應該是告訴我患者死亡的消息。但是，我拿著聽筒卻等了很久。

結果，話筒對方傳來的是本人的聲音：「每天熟識的漁夫都會送來鮑魚和新鮮的魚，真是好美味呀！看著海吃著美味的食物，沒有比這個更美好的事了。」她很有元氣的對我這麼說。

到我這裡時被醫生宣告只有「一個月或二個月生命」的患者，持續活了一年半，症狀並沒有進行，既沒有好轉也沒有惡化。這一年半對她來說相當於我們的一年。這個事實令我感覺到一種光靠西方醫學無法瞭解的「力量」。

人類身體具備著僅憑西方醫學之臟器治療無法解決的神奇力量，就是自然治癒力。

白隱禪師為何能克服「不治之症」

這個神奇「力量」的存在，並不只是限於某些人而已，在我的醫院中擁有同樣經過的患者相當的多，像這類的「奇蹟」，我也經常從其他醫生方面聽說。

此外，還有超越時代展現出這個「力量」存在的人。

現在也許各位尚很難相信，但是在不久之前，結核病被視爲是「死亡疾病」，一旦侵襲到胸部時，死亡的人非常的多，被視爲是一種國民病，因此，因罹患結核病致死的人相當多。

在我就讀中學的一九五〇、五一年時，有位我所熟識的大學生教我數學。這位大學生因受到結核病的侵襲，每當我去拜訪他時，都躺在三樓休息。在川越這個城市有許多通風不良且不容易曬到太陽的住家。對結核病而言，當然會造成不良影響，由於這個緣故，我便能經常待在這位大學生的枕邊向他求教，現在想一想這種作風實在太大膽了。

結果，有一天他在熟睡中死去。在當時一位年輕大學生因結核病而死並不是一件特別奇怪的事情，我也沒有感覺到很驚訝，且能夠很冷靜的接受這個死亡的事實。從前，結核病是一種普通的死亡病，但是現在由於鏈黴素和卡那黴素的出現，再不會因結核病而引起死亡了。

昔日，被視爲可怕疾病的結核，因當時的醫療技術並不發達，一旦罹患就等於是死亡。但是一七〇〇年代的臨濟宗著名的白隱禪師罹患結核，卻靠著自己的身體治好了疾病。

根據書上的記載，白隱禪師並沒有接受當時醫學的主流漢方藥或針灸的治療。反而遍遊全國，終於在京都白河山中遇到了白幽仙人，並向他學習呼吸法，於是便利用呼吸法治好了結核病，在當時真是堪稱奇蹟。

關於呼吸法，稍候爲各位詳細說明，而白隱禪師的故事究竟表示什麼呢？也就是利用呼吸法而對結核菌產生免疫力。呼吸法並非屬於西洋醫學，乃是在東方醫學的特徵範圍內。此外，免疫很容易受到精神的影響，因爲白隱禪師學會呼吸法使得精神力增強，同時就在體內形成免疫力而驅逐了結核菌。

也就是不依賴藥物製造免疫力，而是讓身體自己形成免疫力，這就是自然治癒力。

可能有許多人覺得自然治癒力是不值得依賴的力量，但是實際上白隱禪師卻靠它治癒了結核，而如先前所介紹的末期癌症患者的病情也停止進行。由此可知，自然治癒力的確隱藏著偉大的神奇力量。

城牆崩塌便無法復原，但是「人類的城牆」卻能自然復元

即使這麼說，但許多人仍無法實際感受到自然治癒力的力量。不過，假設避開癌症或結核等重大疾病的例子，我們在無意識中還是會受到這種「力」的恩惠。

古代瑪亞文明所殘留下的石牆遺跡，沒有用到任何一片薄薄的刀，完全由石頭與石頭堆積而形成沒有縫隙的牆垣。而國內的石牆技術非常貧乏，實在令人感到遺憾。經由精密計算所堆積出的石牆，歷經長年風雪的侵蝕，會有部分崩塌，或者因沒有人工的修補而崩塌，而且沒有辦法自然修復。

人類的情形又是如何呢？當擦傷等輕微症狀發生時，放任不管也能漸漸痊癒，會形成血塊、結痂，等到你發現時可能已經痊癒了。經過一段時間便會完全的修復，根本不知道那兒曾受過傷。

這就是自然治癒力。城牆沒有自然治癒力，放任不管當然會持續損壞，甚至有可能整個崩塌。而人的城牆，就把它想成細胞好了，即使放任不管，仍然具有治好自己傷口的能力。

學習醫學的人一定曾在學校讀過創傷治癒學。從中可以學習到創傷是如何治癒之過程。由於無法理解時也不能切割人類身體，所以必須花很長的時間來學習這門學問。

而這就是西方醫學的界限。如果問到推進自然治癒力的構造是如何形成的？恐怕沒有人能夠回答。的確，在縫合小腸與小腸後，會經由何種過程痊癒？或是縫合血管與血管時，

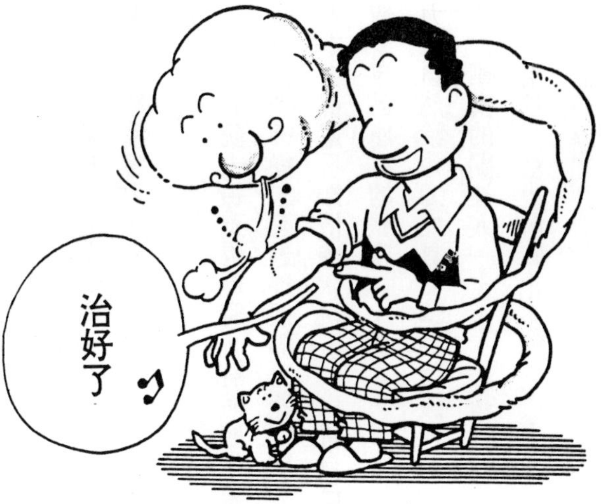

傷口會癒合，就是憑藉自然治癒力

又是經由何種過程痊癒？諸如此類有關創傷治癒的學問，在學校已經學過。但是關於最基本的「爲什麼會產生自然治癒力？」恐怕便沒有人能夠說明了。

這是因爲近代西方醫學太過微觀性的研究人類臟器，結果是見樹不見林。當然微觀部分的研究對醫學發展而言誠屬必要，若是只像機械工學般的切割，就可能產生忽略人類身體根本構造的危險。無法回答自然治癒力是如何產生的，就象徵著這種危險性。

但是有一個偉大的人，名爲清水博先生，他對於人類生命的定義是「具有自己製造秩序的能力」，這是由不同的一面來探索生命，與以往的常識完全不同。假使生命具有製造自己的秩序之能力，則自然治癒力當然涵蓋於生命範疇之內。擁有生命的特質是自然治癒力，而擁有自然治癒力的就是生命。

原本醫學上是從希臘時代的希波克拉提斯開始便注意到自然治癒力，挖空心思藉著提高自然治癒力，來治療傷口或疾病，而隨著西方醫學的發達，這個重要部分似乎已被遺忘。

到醫院去檢查胃部時，有時醫生會告訴你胃部有潰瘍傷口治癒後留下的疤痕，患者回顧以往，卻從未有過疼痛等自覺症狀，此種例子經常出現。這就是憑藉自然治癒力，在患者本人都還不知情的狀況下，由胃自己去修復患部之故。套用清水先生的話，即爲「胃創造了自己原有的秩序」。

自然治癒力便具有這種修護人類城牆之力量。人類應該要相信這種力量，並給自然治癒力相當的關注。

2　西方醫學世界也開始注意自然治癒力

停滯於牛頓物理學世界的現代西方醫學

關於物理學，我是一個門外漢，對其詳細並不清楚，但是知道物理學乃由於愛因斯坦的登場而飛躍進步。在此之前是以牛頓物理學爲主流，對於世界的掌握只侷限於肉眼可見的事物，認爲這就是世界的一切。而愛因斯坦登場後，知道能量與質量是相等的關係，即使肉眼看不見，但是能量卻依然存在。現在則認爲能量所包含的範圍已超越「物」，乃是以「場」爲主體的想法，已成爲物理學的主流。

但是近代西方醫學以物理學爲基礎時，仍然是採用牛頓的「物」爲中心之物理學。心臟欠佳便檢查心臟、腎臟有問題便看腎臟，也就是將臟器看作「物」，完全忽略了臟器與臟器之間有何關連或干涉，雙方的空間中究竟有何者存在。不過，西方醫學藉助顯微鏡及X光等之幫助，在臟器移植階段亦有長足之進步。

而接下來要往何處發展呢？似乎已到了瓶頸狀態。現在的西方醫學也開始注意到臟器間肉眼看不到的縫隙，像免疫學等就是很好的例子。經過長久的歲月終於到達這個階段。

相較之下，東方醫學則早已注意到臟器與臟器之間有「場」的存在。東方醫學的歷史就是「場的歷史」，自古便已經發現「場」。

例如心臟不好時，西方醫學會照X光、心電圖，以臟器的觀點檢查心臟；相反的，中國醫學則依循陰陽五行學說，認爲所有物皆有陰陽，分爲木火土金水五種，木是肝臟、火是心臟、土是脾臟。由上往下依序建立母子關係，所以心臟不好就先看肝臟，其次觀察肝臟太强或太弱，就可知道脾臟的情形。

學習西方醫學的醫生可能覺得東方醫學一點都沒有「科學」根據，而一笑置之。如果真堪一笑置之，又怎麼能延續幾千年的歷史呢？一五〇年，一位叫做張仲景的人寫了『傷寒論』這本書，現在成了名著，是學習中國醫學者必讀的書籍。在完全不了解現代科學及現代醫學的時代，寫下這本名著，但其內容卻與現代通用，而且日本藥品廠商還直接製造『傷寒論』中的藥物。

科學還會不斷進步，等待此進步的西方醫學仍會飛躍前進，也就是會踏入「場」及

「空間」的領域。而東方醫學也在修正不符合科學的部份。相信檢查臟器的西方醫學與「場」的東方醫學之間障礙會去除，能夠不論東、西的將醫學融合在一起吧！到了這時，自然治癒力便可以當成科學而能被理解。

即使醫生宣告只剩幾個月壽命也別理會它

把人類身體拆得七零八落，將臟器當成「物」的西方醫學，似乎將人類當作機器人。而各臟器便是機械的零件，其想法就是以爲零件若耗損只要換上新零件即可。不論是人工心臟或臟器移植，都是只把臟器當成零件來考慮而產生的發想。

基於這種發想，醫生經常會對患者或家人說：「只剩幾個月的壽命」，就好像一個月或二個月後「電池」的電會用盡，機器便無法動彈似的，讓人無法感覺到醫生將人類當成生命體來看。不僅如此，「只剩幾個月壽命」這種說法，絕對會奪去患者的生命力量，對自然治癒力也會造成不良影響。

當然醫生並非毫無根據的說出「只剩幾個月壽命」的話，而是根據統計及經驗判斷出的數字，但這種說法只會造成消極的影響，是忽略人類意識與生命力的說法。

患者們從家人、醫生及護士的言語行動中，領悟到自己的死期將近，即使周圍的人想要隱瞞，但仍會感到「場」的共鳴，一定要了解自己的情形。如此一來，便在患者身上發生一些細微變化，領悟到自己餘命不多，而對將來失去了希望、失去活力，甚至有些醫生宣佈能活半年、一年，卻只活了一個月、二個月的例子經常出現。

我絕不會說「只剩幾個月壽命」這種話，當家人詢問症狀時，我會回答：「現在癌症進行到這種狀態，的確是非常嚴重，但還是有可以解決的手段，要懷抱希望！」我認爲這種說法較好。

如此一來，家人也會安心，會謀求各種解決的方法，希望醫生能夠幫忙。而這種神情和行動表現出來時，也能令患者安心，心情開朗後產生好的循環。所謂「病由心生」，自信能治好自己疾病的氣力一產生，便可提高自然治癒力，原本只有一個月、二個月的壽命，卻能延長到半年、一年。

請各位想想，一開始所介紹的女性癌症患者，即使被醫生放棄，但因爲對將來抱持著光明希望，結果比宣告的餘命時間長八倍、九倍。所以對於醫生的宣告「只剩幾個月壽命」，根本不要理會。應該相信能夠點亮將來希望明燈的人就是患者自己。

身體檢查無法預測身體的好壞

經過長久航海之旅的船，暫時停泊在港口，一方面從長旅的疲累中休息，一方面修補污損的船體，準備下一次的航海。人類的身體也是同樣的情況，當走了一段漫長的人生旅途之後，利用身體檢查察看自己的身體是否正常是很好的方法，即使沒有自覺症狀，但是在檢查後發現有不對勁的地方，最好再進行徹底檢查爲佳。

但是我並不贊成這種身體檢查。因爲它根本不具有任何意義。現在的身體檢查只是觀察臟器的情形，並沒有把人類的身體視爲生命體，沒有考慮到各臟器間的「場」。有過身體檢查經驗的人大概知道吧！檢查方法大都是機械化的方法。

結果會發生何種情形呢？「身體檢查時醫生說沒有什麼異常，但卻突然死了……」像這種家人的悲傷及驚訝之聲經常聽到，你是否也曾有耳聞呢？

這就好像汽車的車檢一樣，引擎的狀況良好、能夠順利奔馳的車子，到了一段時間後，作過車檢結果還是出了狀況。雖然不能說全是如此，但這種經驗畢竟不是少數。這到底訴說些什麼呢？也就是機械化的檢查並不能發現所有不良的部分。

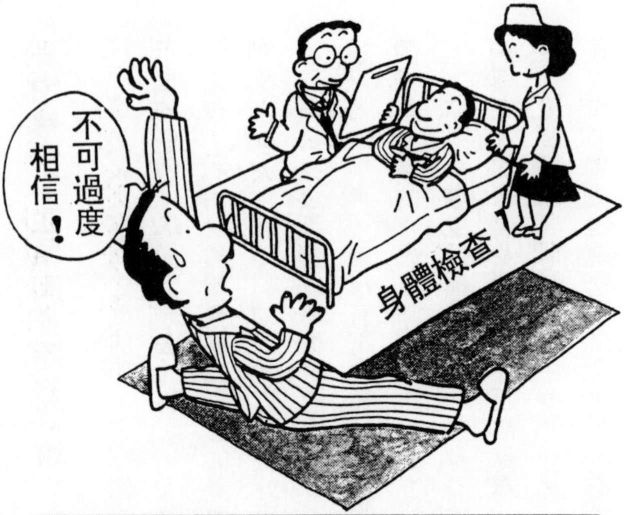

身體檢查無法測得自然治癒力的強弱

以癌症而言，在最初階段並沒有自覺症狀，因此認爲作定期檢查才能早期發現。但是像胃癌這種惡質癌，會在胃壁的皺摺中爬行似的增殖，使用身體檢查方法很難發現，所以身體檢查完全沒有意義，不過許多人卻不如此認爲。

的確，身體檢查並非不好的事情，有時也能早期發現開始腐蝕身體的疾病。但是過於相信身體檢查的結果就是一件危險的事了！只能把它當作參考的檢查而已，絕不能因此而安心。

侷限於西方醫學範疇內的身體檢查，不能作爲得知自然治癒力強弱或「場」的手段。

為什麼頑強的運動員會早死？

現代是運動盛行的時代，以往運動從未如此風靡過。像慢跑、有氧舞蹈、在健身院利用各種器械進行肌力訓練，類似這些姿態經常出現。

鍛鍊身體、增强體力，想藉此而得到健康，可以說是希望藉著健康而得到長壽的心情所造成的。

但是這種鍛鍊身體的人真的能夠得到長壽嗎？其實並非如此。看似頑强、看似健康的人，意外的短命早死之情形很多。相反的，雖然不作運動、看起來孱弱的人，甚至連小感冒都很少得到。

所謂的體力有二種：一種是藉著强健肌肉及臟器所獲得的體力，另一種則是與「場」有關的自然治癒力。自然治癒力，換言之即爲生命力，而一般爲了健康而進行的運動，只是强化肌肉及臟器的體力而已。

例如有氧運動，原本是美國軍醫爲了增强軍隊體力而想出的運動法，當然可以增進體能，對健康也有益，可以藉著有氧運動提高心肺機能。但提高心肺機能也只限於「臟器的範圍」而已。真正有體力的健康體，如果缺乏另一種體力——自然治癒力、缺乏生命力是不行的，也就是說僅止於臟器的體力，仍然會有缺失。

假使只注重肌肉及臟器的體力，而沒有自然治癒力及生命力的體力，會失去平衡，結果導致短命。所以運動選手不容易長壽的理由就在於此。

每個人原本都具有自然治癒力及生命力的體力。但是，具有個人差異，有些先天較强、有些人較弱。

先天之物中國醫學稱爲「先天之氣」，是承襲父母的遺傳而來。此外，還有「後天之氣」，就是藉助呼吸及食物所攝取的天氣與大地之氣。這些總和而成自然治癒力，也就是生命力。

重點在於意識到「後天之氣」的生活型態。孩提時代被說病弱、短命的人，在成年之後卻具有强壯的身體，不容易感冒的例子也很多。也就是說，雖然「先天之氣」較弱，但是在成長過程中，經由本人及父母的努力而引導到好的方向，而增强了「後天之氣」，藉此便能提高自然治癒力的生命力。

因此，除了創造肌肉及臟器的體力之外，爲了保持平衡，創造自然治癒力及生命力的體力也是十分重要。

西方醫學的醫師也開始注意到自然治癒力的重要性

在英國的西海岸布里斯托，設有癌症輔助中心。這是設立於十年前的設施，在此處努力培養人類所具有的自然治癒力，藉此來治療癌症。罹患癌症的人來到此處之後，和醫生、護士及心理療法醫生共同生活，一面與癌症搏鬥、同時學習今後應該如何生活較好。

因爲不是醫院，所以醫生和護士都不穿著白衣，患者穿著家居服住宿一、二晚，較嚴重者住宿一週，大家一起來探討癌症的問題。

這所癌症輔助中心的護士艾莉歐特曾經來到日本幾次，對於日本的癌症患者非常有興趣，並在各地演講，也曾到我的醫院接觸患者，熱心的調查靠自己的力量治癒癌症，對日本人而言是否爲合適作法。結果她判斷非常適合。

日本還具有利用醫療來進行治療的體質，如這個疾病要使用這個藥物、這個疾病必須動手術等，事實上是將自然治癒力置之度外的醫療方式。但是「無法相信自然治癒力這種肉眼看不到的東西，這是無可奈何之事」的姿態，已經逐漸消失。在日本由於我太過於提

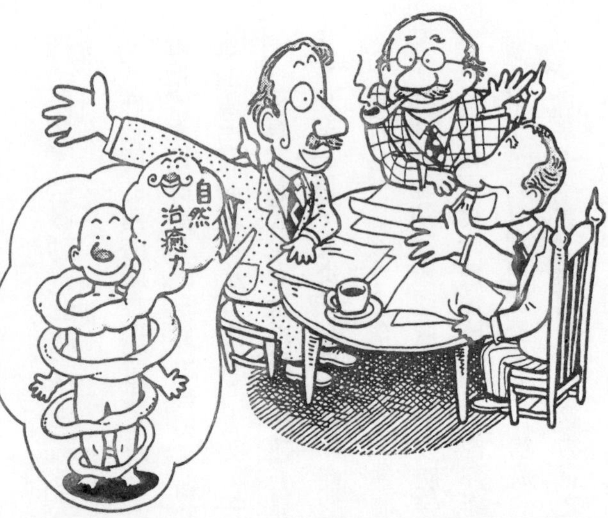

西方醫學也開始注意到自然治癒力

倡自然治癒力，還有很多人以怪異的眼光看我，認爲「你不是學習西方醫學的醫生嗎？」

不過，最近對自然治癒力的存在，表示拒絕反應的人減少了，這是事實。此爲美國在十五年前、日本在六年前所設立的全人醫學學會之功勞。

這是從認爲西方醫學只是臟器醫學的反省中所產生，應該要將個人視爲全體，如果有不好的部分，便應從全體的關連性加以治療，此即爲「全人的治療」。因此其中不僅包含利用西方醫學的治療，還有利用中國醫學的治療、身心醫學的治療及哲學等。當然，在此自然治癒力具有很重要的地位。也就是說西方醫學的醫生也開始注意到自然治癒力的重要性。

自然治癒力爲大概念，而以西方醫學的觀點來加以解釋，則視爲免疫力及副腎皮質荷爾蒙等的要素之一。提高免疫力，便能由副腎產生副腎皮質荷爾蒙，認爲此亦爲自然治癒力之作用。免疫就是生命體對於病原菌與病毒等異物的防衛力，關於癌症治療方面的丸山疫苗就是很好的例子。在現代西方醫學的手術陷入瓶頸時，西方醫學中唯一具有未來性的就只有免疫療法而已。

此外，稍後將爲各位詳細說明自然治癒力與「氣」有密切關係。「氣」究竟是什麼呢？也許它給予人的印象很模糊，但是近來學習西方醫學的醫生也開始認真去掌握「氣」的觀念了。

自然治癒力會因心情而產生變化，孤獨或性格內向的人容易罹患癌症，具有社交性、個性開朗的人不容易罹患癌症，就是很好的例子。這是由精神神經免疫學所加以證明的事實。氣力充實則免疫力提高、副腎皮質荷爾蒙的分泌旺盛，如此便不容易罹疾病。

還有許多未知部分的自然治癒力，今後將成爲醫學界的重要課題，不斷進行研究。

3 你也擁有自然治癒力

人類擁有自然治療身體的「治癒系統」

美國一位名叫安德魯·懷爾的內科醫生。懷爾醫生專於觀察世界上的民間醫療及傳統醫療，基於他的經驗而發現近代西方醫學的荒謬面，爲了修正這些問題而注意到自然治癒力爲基礎的醫學，認爲應該回到昔日的希波克拉提斯時代。

人類身體因各器官功能別而分爲消化器官系統、呼吸器官系統及神經系統等，但除此之外，他認爲還有肉眼看不到「治癒系統」存在。

消化器官系統是由口到肛門，呼吸器官系統則是由口、鼻到肺，同時人體之內還具有想治癒不良部位的系統存在，這就稱爲治癒系統。雖然沒有被發現，但是他相信一定存在。

治癒系統究竟存在於何處呢？我認爲應該在「我們身體內的空間」。身體內有空間嗎？也許各位會覺得不可思議，但是打開肚子之後，的確會發現有空間存在。我是外科醫生，經常有機會剖開人的胸膛或腹腔，因此可以用眼睛確認，的確有空間存在。

剖開腹腔時，首先要切開皮膚、割除脂肪，接著切斷筋膜、剝開肌肉、再切斷筋膜，在其下方有覆蓋內臟的薄薄的腹膜，這是與臟器緊密結合的膜，胃和腸會隨著呼吸而一起活動。手術時必須配合胃腸的活動，如果使用手術刀的技巧不純熟，可能會損傷下方的臟器，因此技巧較差的人會用小鑷子夾起腹膜，然後再操作手術刀。

用小鑷子夾起腹膜時，會發生何種情形呢？這時便會形成如同帳蓬狀的空間，即使手術刀碰到腹膜也不會傷害到臟器。事實上，此空間裡什麼也沒有，沒有體液，也沒有空氣。當然因爲手術中會接觸到外氣而使得空氣進入，而如果沒有這種情形發生，則裡面是真的什麼也沒有。由於X光可以照出來裡面有沒有空氣，X光照不出來就表示沒有空氣。但這的確是一個空間。換言之就是一個縫隙。

我注意到這個空間並請教解剖學及生理學的老師們，「這個空間是什麼呢？」大家都只能笑笑卻無法回答。現代的西方醫學並沒有注意到這個空間，這也是無可奈何之事。

但是我認爲這個空間可能存在著治癒系統，也就是自然治癒力的根源。也許因爲肉眼看不到而無法加以證明，不過也還有其他肉眼看不到的電波及音波等是確實存在的，所以在我們肉體的空間，應該也存著肉眼不可見卻與生命休戚相關的物質。

正如同大自然有原理、法則存在一般，人類也有保持生命的自然法則

現代物理學已經是以「場」而非以「物」為主流，這在先前已經探討過。如此一來，在我們體內的空間可視為是另一個「場」。我們將其命名為「生命場」。

圍繞著我們的空間有電場、磁場還有引力場，而在我們的體內則有使生命發揮作用的「生命場」。「生命場」簡單的說就是「氣」。可將其視為生命的根源物質，中國醫學體系就是由「氣」為基本所建立。如果否定了「氣」，就沒有中國醫學的存在。

我先前已敘述過，治癒系統存在於我們體內的空間中，而在此空間中存在的物理量是「氣」，由於「氣」分佈而可視此空間為「氣場」。

由於無法以科學證明「氣」的存在，也許可以因此而否定其存在，但是如果否定了，那麼恐怕以往中國醫學所建立的功績會完全蕩然無存。看了很多「氣」在醫學世界存在的症例，我想它是不容否定的事實。隨著物理學的進步，應該會確認「氣」的存在。

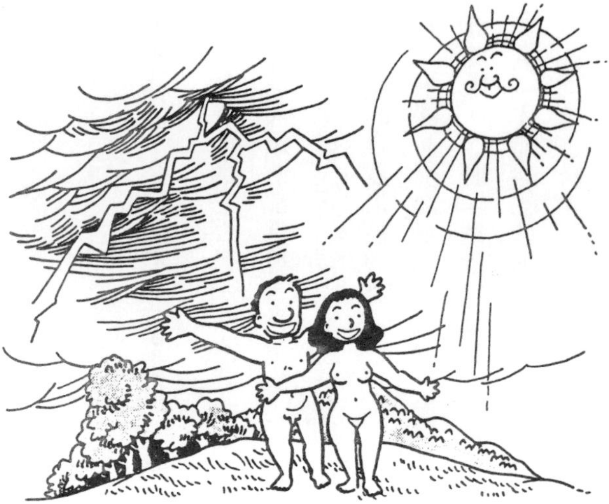

所謂生命力，就是能夠創造自己的「秩序」之能力

「場」的定義是在有限空間內連續分佈的物理量。此物理量若爲電氣則爲「電場」、磁氣則爲「磁場」。同樣的用「氣」的物理量來規定之生命場，即爲「氣場」。「氣場」當然包括有秩序性及法則性，即使放任不管也能自然保持其秩序性及法則性。因此，我認爲「生命具有製造自己秩序的能力」。

我們的身體受傷時，只要能夠保持清潔，即使放任不管傷口也能逐漸痊癒，這就是自然治癒力。總之，人類身體本身發揮建立秩序的能力，便能自己恢復原狀。換言之，藉著提高自然治癒力就能維持生命。中國醫學很早便注意到這一點。

我們一向對於不具科學根據的事物不屑一顧，雖然有著這種强烈傾向，但是生活在自然的原理中，至少人類是受著同樣原理的支配，因此擁有能夠保持生命秩序性的想法，應該很合乎自然。

不論什麽人都擁有相當量的自然治癒力

人類只要是活著，都擁有「生命場」。「生命場」與自然治癒力的意義相同，因此，只要是人類便都具有自然治癒力。而且即使放任不管，它仍然會出現，如果欲努力使其出現，它便能大量出現。這就好像不論怎麼汲取也不會窮盡的泉水一般。人類應該潛在擁有相當量的自然治癒力。

中國醫學認爲掌管人體活動的是「氣」「血」「水」三要素，三要素必須保持平衡才算健康。「血」是指血液，「水」是指血液外的體液，不論是「血」或「水」都必須藉助「氣」才能通暢的循環，或者相反的可能因爲氣而引起障礙，使得循環不良。

循環通暢無阻時，便代表著健康的時候，而循環不順暢便是生病的時候。總之，都是「氣」所造成的影響。因此，想要健康，便需要提高能使得「血」「水」循環通暢的

「氣」才行，「氣」與自然治癒力相同，提高「氣」則自然治癒力隨之提高，如此我們才能保持健康體。相反的，如果「氣」弱時，則自然治癒力也減弱，便很容易罹患各種疾病。

一開始曾提到，自然治癒力在任何人體內都有潛在的相當量。健康的人因爲健康而不會意識到自然治癒力的存在，但是即使沒有意識到它，自然治癒力仍會均衡出現。

而不健康的人，因爲自然治癒力不足或減弱，就必須下意識加以提高才行。也就是說，爲了使「血」「水」毫不停滯的流通，並保持三要素的平衡而下意識的加以提高。提高並保持平衡，便能夠使你恢復健康的身體。

我們經常提到「氣力衰退」或「氣弱」等詞句，這都是在萬全的體調後退時會出現的現象，由平常所使用的字眼，便能夠表示出「氣」對我們身體的强烈影響力。另一方面，如「氣力充實」「氣强」等說法，就代表著體調萬全的狀態。

此外，還有「病由心生」的說法。也就是表示心理會影響生理，可能會導致疾病的發生或防止疾病。只要提高「氣」，就不會罹患疾病，一旦「氣」弱，就會罹患疾病。因此，爲了得到健康一定要提高「氣」，這點非常重要！

自然治癒力容易受到外界影響

我們擁有相當量的自然治癒力，但並非經常能使其發揮到百分之百。自然治癒力容易受到外界影響，當壓力積存、不安或憤怒等精神狀態不穩定時，它會立刻銷聲匿跡，這時「自己創造秩序的能力」便會減弱。喪失了能夠恢復原狀的秩序性，疾病就隨之而來。

人類經常因受到外界影響而秩序性紊亂，加以恢復後，還可能會再度出現紊亂情形，可以說在相當大的起伏中生存。因此，人類的「生命場」比外界為弱，非常的危險。

但是，我們再將目光轉向宇宙來探討。從天體運行的狀況，可知宇宙是秩序性極高的空間。僅僅觀察太陽系，可知地球二十四小時自轉一周、在三六五天內繞太陽轉一周。當然不會有自轉一周花二十小時或繞太陽一周花三〇〇天的情況出現。

宇宙的存在是一片虛空。意味著什麽也沒有的空間，但是卻能在虛空中產生大爆炸而創生，這就是宇宙創成理論。所以說是虛空，但卻是充滿能夠產生宇宙生命力的高秩序空間。

人類的「生命場」與秩序性極高的「虛空場」之間，具有深不可測的距離。但是我卻

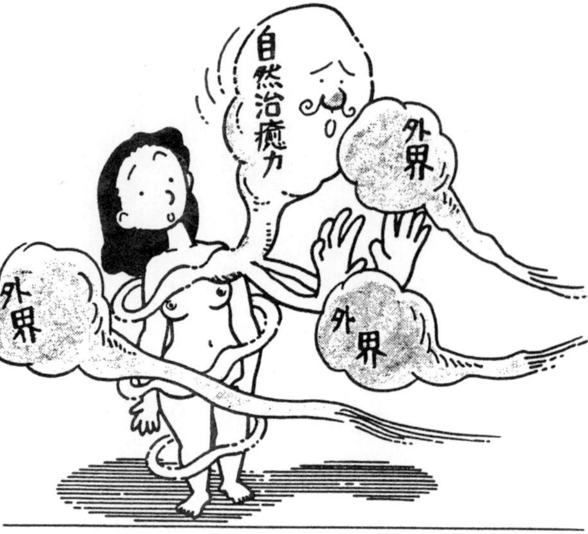

人類的自然治癒力會因爲外界影響而變化

認爲不斷的提高「生命場」而與「虛空場」的秩序性同一化，才是自我實現，才是生存的目的。人類藉著呼吸而與外界的「場」相連，人類既然是宇宙的生命體，當然也會與虛空相連。因此，想法同一化也是無可厚非之事。

雖然是這麼想，但是實際上會發生何種情形呢？人類想要尋求如宇宙虛空般的高秩序性是不可能的事。因此，頂多只能使「生命場」接近大自然的秩序性而已。大自然的秩序性雖然比虛空爲差，但卻比我們的生命場更井然有序。

所以大自然是介於虛空與人類之間，而且大自然比宇宙距離我們更近、是肉眼可見的，足堪成爲「生命場」秩序性的範本。

使大自然的「場」與我們「生命場」的秩序性同一化，達到同樣的水準，就能夠提高自然治癒力。同一化與同水準，換言之就是「與自然的波動相吻合」。藉著「生命場」與大自然的「場」之波動共鳴，而提高秩序性、提高自然治癒力。

這是比較概念性的說法。總之，自己也是大自然的一員，要有這層認識，才是著眼於自然治癒力的第一步。

4　為什麼現代人的自然治癒力較弱？

疑難重症的青年化，是「天怒」

隨著西方醫學的進步，現在只要是來自臟器的疾病，大都可以治癒。以前會導致人死亡的重病，現在卻能輕易的治好。此種知識及技術的進步，的確值得稱讚。

但是西方醫學還是有許多無法了解的疾病，代表的就是特應性皮膚炎。特應性原本是「奇妙」的意思，以前並未成為話題而被討論，但是現在被這種疾病苦惱的人卻非常多，而且並未發現特效藥。

另外一種是因免疫力減退而帶來的疾病。其代表性疾病就是癌症。不可思議的是癌症患者的青年化傾向逐漸增強。甚至以前從未想過的二十幾歲女性罹患子宮癌而住院的例子，最近確實增加了許多。

在我的醫院裡有來自全國各地、利用西方醫學無法治療的患者，其中亦不乏二、三十

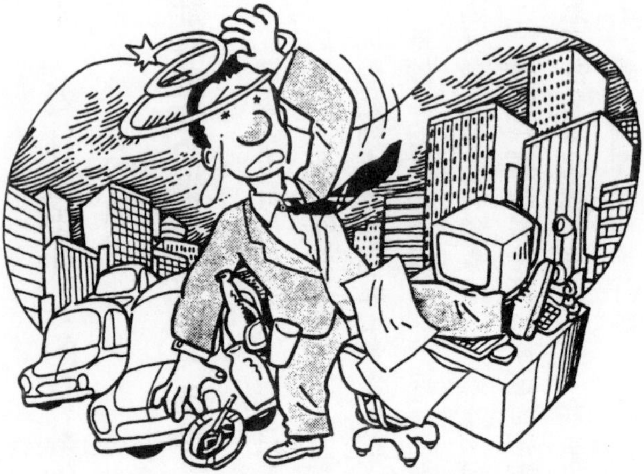

忘記自然的生活，會招致疑難重病

歲的年輕人。原本應該是具有强力免疫機能的年輕人，卻在身體各部分發現癌而需要住院治療。

年紀到了六十歲、七十歲、八十歲，免疫機能減退是理所當然之事。因爲癌症而免疫機能減退，這也是無可奈何之事，但是二十、三十幾歲的年輕人會罹患癌症，究竟其理由何在呢？免疫力減退也許是原因之一，不過表示免疫機能的象徵，例如調查ＮＫ（自然殺手細胞）活性時，卻沒有出現表示免疫機能減退的數值。

爲什麼免疫力沒有減退卻會罹患癌症呢？理由之一就是西方醫學無法掌握到的自然治癒力減退之故。

現代人的生活型態，尤其是年輕人的生活型態，是以前的人從未想過的。生活在科學萬能的時代裡，不會感受到季節的變化，對食物不會抱持感謝之心，也就是忘記自己是大自然的一員，而把自己的身體當成機械來對待。

如果採取這種違反大自然原理的生活型態，當然不可能使「生命場」的秩序性，提高爲大自然「場」的秩序性。

因此，自然治癒力不但無法提高，反而會降低。

某位癌症專門醫生，當有人問到關於癌症的青年化傾向時，他說是「天怒所造成的」，聽到這番話我亦深有同感。

請各位不要誤解，我並非指所有罹患癌症的年輕人之個人生活型態錯誤，不意味著此人個人遭受天怒，而是整個地球的「場」之偏頗，致使這種絕症有青年化傾向。

所有人類的生活，都有忽略了「神」所創造之秩序，自認爲是萬物之長的「驕傲」傾向，因此才會出現遭致天怒的說法、表現。

愛滋病是現代人欠缺自然治癒力的象徵

現代人的生活型態導致以往從未想像過的疾病產生，例如愛滋病就是一典型例子。愛滋病即爲「後天性免疫不全症候群」，原因是HIV病毒。因爲感染此種病毒而致使免疫機能減退之疾病。由於並非與生俱來有免疫機能減退，所以稱爲「後天性」。免疫力一旦減退，原本可以輕易抵擋的細菌也會造成感染。也就是說，人類是以「赤裸」的狀態去對付外界的細菌，並且容易導致癌症等惡性腫瘤的發生。

在一九八一年被發現時，還屬於是比較新的疾病，可是到了一九九二年七月，全世界的愛滋病患者竟已到達二〇〇萬人以上，包括感染、未發病的患者在內，據說有一〇〇〇萬人以上，這種蔓延的速度實在令人瞠目結舌。

爲什麼HIV病毒會突然猛烈發動攻擊呢?這還是謎團。但是整個人類的生活型態變化及自然治癒力的減退，無可否認地都與愛滋病有關。

其證據爲，美國最近開始重視以提高自然治癒力來治療愛滋病，包括食物療法在內，也納入稱爲八段錦的氣功，展現出效果。

無法感受到季節的生活則無法培養自然治癒力

現代人想盡辦法要過得舒適，藉著研究發明之賜，使我們能過著便利的生活。以前在夏天吃不到的番茄及小黃瓜，藉溫室栽培而一年四季都可吃到；而空調設備，使我們無論寒暑都能度過舒適的每一天。

以前人所夢想的事情，現代人卻享受得理所當然，而且還要一味追求更舒適、方便的生活。

無法從食物或環境中感受到季節感的生活，其結果是如何呢?由於斷絕了與自然接觸的機會，會距離大自然的「場」的秩序性越來越遠，而使得自然治癒力減弱。自然治癒力一旦減弱，以前沒出現過的特應性皮膚炎便出現了。年輕人也有癌症傾向。追求便利、舒適生活的代價，就是這些疾病的蔓延。

我經常以「不罹患癌症的方法」爲演講題目，到各處演講時，我總會說：「必須注意食物三成、心七成。」

其意義是，一定要創造接觸自然的機會，就食物而言，是儘量吃不含添加物的自然食品；以心而言，就是對大自然的威脅抱持謙虛的心情，對大自然的恩惠抱持感謝之心。以前的人都會遵守這些事項。

但是當我在演講中說這番話時，有些癌症患者會說：「哦！你是說我們不注意自己的飲食，也不考慮心理的問題囉！」其實並非如此。而是現代人全體的生活型態變化導致整個地球的「場」偏差，使得「生命場」或自然治癒力較弱的人成爲犧牲者，並非個人的缺失。

現代爲了得到舒適的生活，將距離自然越來越遠的不自然生活視爲自然，當然會對提高自然治癒力形成各種障礙。我不是希望各位過著山中仙人般不食人間煙火的生活，但至少需要犧牲一些舒適及便利，增加和大自然接觸的機會。也就是要跨越便利生活這道障礙，而使得「生命場」與大自然的「場」之波動吻合，藉此培養自然治癒力。

現代人以某種意義看來已經喪失野性，而且形成過保護的狀態。野生動物若受到人類照顧，就很難再回到野地生活，同樣的，過保護之人類，恐怕也很難再過不便利的生活了吧！

我認爲日本在長久的歷史當中，最好的時代是在一九五〇年到五七、五八年時，以電影而言就是小津電影的時代。看此時期的電影，整個畫面都充滿著季節感，覺得這時的日本人能和自然同化而經常生活，一定擁有强大的自然治癒力。

服用過多藥物會降低自然治癒力

到醫院去的上班族經常會說：「明天要出差，希望能在今天就將感冒治好。」提出此類勉强的要求。我没有辦法，只好爲他注射抗生物質，的確是比服用葛根湯等更能加快治癒速度。感冒是病毒所引起，注射抗生物質不具有任何意義，但是有安慰效果，對於一般感染多少有抑制效果，所以治癒疾病的速度較快。

我曾經多次比較服用葛根湯與服用解熱劑等抗生物質的情形。雖然覺得要儘量服用葛根湯較好，但爲了要進行重要的手術，無法悠閒地使用葛根湯治療，只好服用具有速效性的解熱劑等抗生物質。

結果是服用解熱劑等抗生物質時，雖然退燒但是覺得很不舒服，而飲用葛根湯退燒後感覺很舒服。

葛根湯與食物相同，進入體內後是自然的東西，而抗生物質是具有抗菌作用之物質，當然不是自然的東西。由此可知兩者之間的大差距。服用抗生物質來退燒，令人感覺很不自然。

抗生物質的確對近代醫學留下很大的功績。像黑死病或結核等，如果不是有抗生物質出現，恐怕它們仍會威風凜凜，使得死亡人數不斷增加。

但是任意攝取抗生物質，卻會使自然治癒力造成減退。想利用自然治癒力治療疾病時，假使有抗生物質進入，自然治癒力就放棄工作。既然有强力的支持者，自己便無須出現，可以休息了！

不知不覺當中，患者不斷服用藥物，而醫生也大量給予藥物，漸漸地自然治癒力便放棄了自己的工作。

抗癌劑的使用也是一大問題。我並非否定抗癌劑的作用，而是如果要使用時，一定要確定目的意識。假使以其他方法治療癌症都無法好轉，就使用抗癌劑試試看；但是假如使用過很多種抗癌劑都無效，打算再試試其他種類抗癌劑，那麼，最好放棄此種想法，因爲如此一來會使得殘留的自然治癒力被徹底擊潰。

但是由於一般人的想法是與其什麼都不做，還不如做些什麼好，所以只好使用抗癌

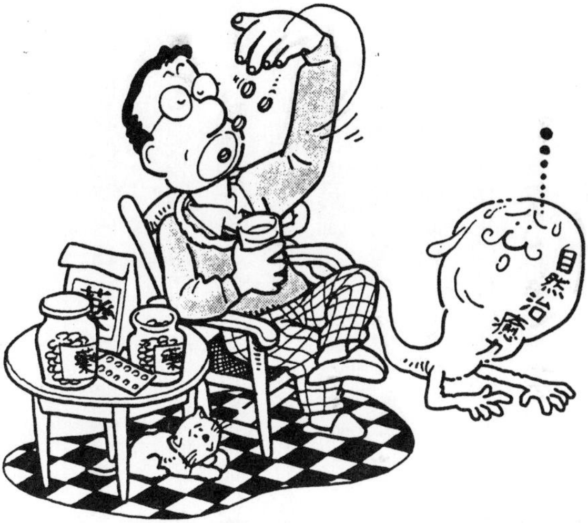

過度依賴藥物會損害自然治癒力

劑，這種例子並不少。

　　而副腎皮質荷爾蒙也是如此。副腎皮質荷爾蒙對於風溼等疼痛能產生很好的作用，只要一粒便能瞬間止痛，因此患者會要求醫生開給副腎皮質荷爾蒙。醫生和患者都很高興能藉此壓制症狀。

　　可是長期服用副腎皮質荷爾蒙會產生副作用，例如動胃癌手術時，可能無法靠自己的力量產生副腎皮質荷爾蒙，因此，麻醉時會引起很大的打擊。此外，副腎皮質荷爾蒙服用過多，也會破壞自然治癒力。

　　藥物具有雙刃劍的作用。雖然對疾病有效，但卻會破壞自然治癒力。的確，在疼痛時利用藥物可緩和疼痛是非常重要的事，但是一旦疼痛緩和後，便應停止服用藥物，藉著自己擁有的自然治癒力來治療疾病，必須維持這種作法才行。

必須側耳傾聽來自自己身體的要求

在最混雜的尖峰時間帶，裝滿乘客的電車看來並非在運載人，那麼是否大家都很討厭擠車呢？詢問在擠車的人，會發現他們的確很討厭擠車，可是想想自己在車内搖晃時的情景，好像也不是非常厭惡，似乎是什麼也不思考的擠在裡面呢！

我自己因爲工作及工作場所的關係，很少搭乘電車，只是偶爾必須在上班時間去市中心。以前擔任勤務醫生時有所謂「痛勤」的經驗，想到當時的情景就令我很不願意乘車，所以故意把時間挪開，故意繞遠路，儘量避開這段時間。不只是我而已，偶爾才乘坐通勤車的人，都會產生同樣的嫌惡感，想盡辦法逃避。

而上班族每天搭乘擁擠的電車，似乎已經習慣。因爲習慣便不再出現厭惡的感受。也就是說，想起來雖然覺得討厭，但實際搭乘電車在那兒搖晃時，卻是在無意識的狀態下，就好像運送機械般的身體一樣。這就意味著我們並沒有傾耳傾聽來自身體的要求。

當然，我並不是責備各公司，也沒有懷疑上班族的感覺。但所謂的通勤電車，正是整個社會、整個地球的「場」，使得人類機械化的典型。

食物也是同樣的情形。是否每天、每天都能吃到自己喜歡的東西呢?並非如此。雖然現代的食物供應本身並沒有困難，各種食物充斥，可以自由選擇，但是有時自己不想吃的食物也必須吃，或即使肚子餓卻因時間問題而沒有吃的情形也很多。當別人詢問自己想吃什麼時，相信答案並不多。

討厭搭乘通勤電車或想吃些什麼東西，這些都是人類應有的感情，是「生命場」的要求，但另一方面，社會都朝著忽略這些要求的方向前進。

我們在這個偏頗的社會中，並沒有察覺到「生命場」的要求、並沒有側身去傾聽。人類感受到壓力會造成自然治癒力減弱。也許你會認爲要按照「生命場」的要求去生活非常困難，但至少要保持側身傾聽其要求的姿態吧!

5 自然治癒力可以無限制的提高

自然治癒力的提高或降低都是「心」的問題

我的醫院裡，有一次曾有一位罹患特應性皮膚炎的女大學生來就診。這兒並不是皮膚科，我也不是特應性皮膚炎的專家。只不過偶然有機會出版這方面的書籍，就有很多特應性皮膚炎的患者來找我。這位女大學生也是其中之一。我經常都採用漢方藥及食物療法來幫助特應性皮膚炎患者，但是剩下的還有心理問題。特應性皮膚炎的產生與患者的生活習慣有關，關於心理的問題，只好讓他們自己去解決。

這位女大學生希望在暑假期間治好特應性皮膚炎，在新學期能有一張漂亮的臉去到學校。於是我讓她住院，除了漢方藥及食物療法之外，還給她學習氣功，卻仍然無法好轉。由於特應性皮膚炎的患者，並非罹患會危及生命的疾病，不像癌症患者需要背水一戰，因此她沒有積極的學習氣功。結果她並沒有在暑假期間將病治好。

然而，她下定決心「我不到學校去，一定要治好疾病」時，症狀卻不斷好轉，詢問她理由，她說：

「看到癌症患者罹患比我更可怕的疾病，但他們卻心情開朗。與他們相比，特應性皮膚炎根本不算什麼。就算治不好，只要能一生和它好好相處就夠了！如此一想，症狀便好轉了。」

也就是說，轉換心情就能使病情好轉。由此可知，自然治癒力會受到精神的影響，會因心裡的想法而提高或降低。現在這位女大學生的特應性皮膚炎已經完全痊癒。

先前討論過，自然治癒力受到食物及藥物的影響非常大。但談到影響，以心理的影響最大。深切的悲傷、煩惱、憤怒、嫉妒等會使得「生命場」偏頗，而令自然治癒力減弱，造成潰瘍或肝臟不好。因此經常維持心靈的高水準狀態之努力，是非常必要的。

將癌症患者分組，進行相同的治療，觀察其經過，發現有些人的經過非常好，有些卻有不好的經過，差別究竟在何處呢？通常我導出的結論，就是是否相信自然治癒力。相信自然治癒力能發展到某處，而努力使其發展，相信自然治癒力不是他人給予的，而是存在於自己的體內，一定要爲了提高自然治癒力而相信其存在，並努力使其提高才行。

有些人做得到，有些人做不到，其差距就在於病情好轉與否。因此心理問題是考慮自然治癒力時不可避免的大問題。

利用「信賴的三角關係」提高自然治癒力

以前牙粉是「粉」，而不是現在的膏狀。在孩提時代，醫生會使用藥包紙包著牙粉，當作退燒劑讓患者飲用。尤其在軍隊中這種情形經常發生，並非是牙粉有效，而是患者以爲自己服用了退燒藥，因此而退燒。

這就是所謂安慰效果。此安慰效果不僅來自僞藥，也來自醫生。也就是醫生讓患者相信「這個有效」，拿藥給患者便有效；相反的，如果說「也許有效吧！」既然醫生都不太相信有效，即使是好的藥物還是無效吧！結果真的是如此。

我相信維他命C能夠治好癌症，因此，對於癌症患者大量投與維他命C，產生了效果。而以漢方藥來說，假使拿出來的醫生缺乏信心，很可能就無效，如果醫生很有信心，當然就會有效，所以醫生一定要以滿懷信心的方式投與漢方藥。

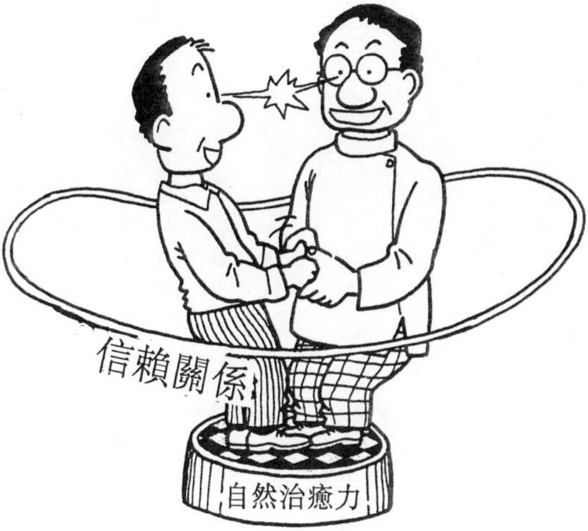

藉著醫生與患者的相互信賴關係，可以提高自然治癒力

而患者也必須要相信醫生及藥物，「那個醫生只會作一些奇怪的治療」或者「怎麼又要注射抗癌劑？不要緊嗎？」如果對醫生感覺不滿，則僞藥效果也無法出現。因此一定要相信「注射抗癌劑雖然會使免疫力減退，但是一定會有效果！」

醫生相信、患者相信，兩人之間便建立了信賴關係，我將其命名爲「信賴的三角關係」。這是醫療的基本，利用此基本來進行治療，可以說是與疾病搏鬥的一大「武器」。任何好藥欠缺這項基本，都會變得無效，而即使是無效的藥，只要有了這項基本也會變得有效。

先前提過的安德魯·懷爾也曾經說過：

「醫療就是安慰效果，除此之外什麼也不是！」的確是一針見血，我能夠理解此話中的意義。

信賴的三角關係之所以能發揮安慰效果，就在於能夠喚起自然治癒力，具有提高作用所致。因爲信賴而提高了「生命場」的秩序性。

藉著安慰效果而治癒的疾病，不會任意復發，因爲「生命場」的秩序性提高之故。但是服用藥物，藉藥事效果而治好之疾病，當同樣條件齊備時，便可能會再發。理由在於没有以自然治癒力進行根本治癒，而且不曾提高「生命場」的秩序性。

對任何事物都抱持積極的態度便能提高自然治癒力

先前曾經談及，我的醫院除進行西方醫學治療外，同時還進行其他治療。西方醫學進行的是手術、放射線治療、免疫療法、溫熱化學療法、抗癌劑等治療，從這些有效的癌症治療法之中選擇適合患者的治療法。在中國醫學方面，則是漢方萃取劑、煎藥、針灸、食物療法、氣功等的治療。同時在道場早、中、晚一天三次進行太極拳等氣功訓練。身心醫學方面，則包括諮詢等在內，也進行瞑想等放鬆療法。

從中選擇出適合患者的療法，而即使選擇同樣的療法，卻有些人能產生效果，有些人不能，到底差距在何處呢？我認爲還是是否能積極治療的差距。

例如，爲了防止癌症再發而進行的氣功，有些人只是爲了盡義務，有些人則是因爲喜歡而熱心學習。通常熱心學習的人，後來的治療經過較好。

有一個動過乳癌手術的人，五年之後還是不會再發，而她是真能享受太極拳之樂的人，她在道場說：「連人生觀都改變了！」看到這種擁有積極姿態的人，我認爲非常重要。與此相比，消極心態者當然不行。如果無法在自我意識中擁有想治好疾病或防止再發的强烈意志，當然無法治好疾病，也不能防止再發。

所謂積極，就是引導自己的「生命場」邁入較高的秩序性，藉此提高自然治癒力。結果就會像這位乳癌患者一樣，手術後經過狀況良好。相反的，消極的心態不僅不能提高自然治癒力，反而會使其低下，復原經過就會不佳。

積極的表現，即爲相信治療法。藉著相信先前介紹的藥物及醫生才能發揮安慰效果。相信醫生能治療疾病，同時採用對患者能產生效果的信賴治療法，就能產生效果。我對於自己束手無策的患者，也絕對不放棄。甚至連芋頭的濕布治療法等，只要可能有效的方法，我都會列入治療法之中，也因此令患者產生「要進行新治療」的希望，真的就能漸漸痊癒了。

所以讓患者嘗試各種治療法，再從中找出患者最信賴的方法，積極進行治療較好。如此疾病即可儘早治癒，也能夠預防再發。

從生活中發現喜悅，提高自然治癒力

經常有人說藝術家或研究者容易長壽，這是因爲創作出好的作品或進行好的研究之喜悅感所致。感覺喜悅而令全身昂揚，便可提高自然治癒力。因此，每當發表好的作品或研究時，當然會因喜悅而得到長壽。

在兔子耳朵塗抹煤焦油來製造癌症的東大之山極勝三郎先生，因爲肺結核而輕微發燒時，沒有到學校去授課，只由助手幫他進行重點研究。好幾天無法在兔子的耳朵塗抹煤焦油。有一天助手發現了癌症而喜不自勝，山極先生知道此消息也很高興，急忙由自宅跑到研究室去觀察顯微鏡，發現的確是癌細胞，興奮之餘在研究室中走了二、三步。

之後，他唸了一句話：

「癌症出來，意氣軒昂，二步三步。」

這是俳句，我不知道是否爲好作品，但是知道對當時的山極先生而言，這種貫注全身的大喜悅，除此之外沒有其他的表現方法。

可能當時山極先生已經沒有發燒或肺結核的症狀了，已經恢復健康的身體。因爲喜悅而使得自然治癒力一氣呵成的湧現，所以治好肺結核了吧！

最近過勞死成爲問題，因過勞而死去的人，可能做了許多自己不喜歡的工作。拼命做不喜歡的工作，造成壓力積存，即使過勞死也不奇怪。但是，若能從工作中發現喜悅，就算做比過勞死者多一倍的工作，也不會造成過勞死。也就是說，完成工作，達成目的而產生喜悅時，自然治癒力便會湧現，完全抹殺造成過勞死的條件。

畫家夏加爾活到九十七歲，在他九十歲生日時，有人問他長壽的秘訣，他說：「工作、工作、工作，不停的工作！」

夏加爾的一生歷經納粹的迫害而受盡辛苦，但他還是說出這番話，可見他的確熱衷於創作活動。如果光是因爲工作過度就會過勞死，那麼夏加爾也會因過勞死而無法長壽了，大概是因爲創作活動所產生的喜悅，令人能夠長生、長壽吧！

可見人們擁有喜悅是非常重要的事。不僅是藝術家或研究者，在我們的日常生活中都要能發現各種喜悅。保持努力發現喜悅的姿態是十分必要的事。

適度的煩惱及緊張感也能提高自然治癒力

自然治癒力容易受到外界的影響，但是完全沒有「外壓」的世界，對於人們來說就是最好的嗎?其實並非如此。請看看浦島太郎的世界，每天吃喝玩樂，似乎沒有一點煩惱，但事實上，人類如果沒有某種程度的緊張是不行的。

有人在退休後會罹患癌症。由於擁有許多退休金，想好好玩個二、三年，有這種想法的人很多。相反的，在退休後再找其他的事情做，而身體很健康的人也很多。這就是緊張者與不緊張者的差距。對於生活保持緊張感，才能提升「生命場」，提高自然治癒力。如果一點都没有緊張感，「生命場」便會低落，自然治癒力也會減弱。

有壓力學說之父稱號的漢斯·塞利耶就曾這麽説過：

「壓力就像生活的調味品。」

的確如此。没有調味品的料理索然無味，没有調味品的生活，即使像浦島太郎一樣没

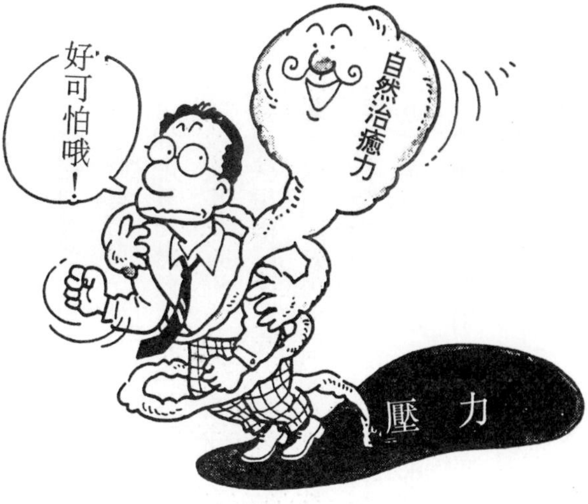

沒有壓力的生活反而無法培養自然治癒力

有任何煩惱，也失去生存的意義，非常無聊。就算居住在「樂園」般的地方，沒有壓力、沒有爭執、不會罹患精神病，但是也無法過著有趣的人生。考慮至此，我認爲人類還是應該生活於適度的壓力中，反而能夠湧現生存的氣力。

有些人在退休後突然老態龍鍾，那是因爲不再承受工作時所遭受之壓力，突然失去生存之氣力而變得老態盡顯。但是如果能發現新的工作，再次置身於有壓力的世界中，就又能恢復年輕了。

因此，適度的煩惱和緊張感，反而能提高自然治癒力，使人生生氣蓬勃，沒有煩惱的生活也會失去希望。

基督或佛陀的「奇蹟」都是自然治癒力所致

罹患重病而被醫生放棄的人，到最後唯一的依靠便是宗教。藉著膜拜御本尊而使得重病痊癒的事時有所聞，那是因爲他們帶著孤注一擲的心迎向宗教，所以一點也不奇怪。因信仰宗教而獲救，是由於宗教能去除「生命場」的偏頗，提高自然治癒力，結果便治好疾病或使疾病逐漸復原。古今東西宗教所謂「奇蹟」，就是自然治癒力的功勞。並非由御本尊或教祖治好了疾病。能夠治好疾病的是自己所擁有之自然治癒力。

因此，依賴宗教，迷信御本尊或教祖，並不是每個人都能獲救。想要治病而進入宗教，進而期待能得到利益，這是沒有意義的。一邊認真崇拜本尊之餘，最重要的是需擁有自己治療疾病的强烈意志。這樣才能獲致期待的效果，也就是「不能在痛苦時才求神」。

爲什麼進入宗教後有些人有好的結果、有些人卻沒有，其差距就在於此。只是有目的的膜拜宗教或是真正認真地膜拜宗教呢?假使是認真的，就能湧現自然治癒力，不認真則無法湧現。

第二章

自然治癒力可以藉著日常生活而提高

1 飲食是健康的泉源

即使是喜歡的食物，也不能三餐連續食用

我前些日子有連續在飲食中吃雞蛋的經驗。必須事先聲明的是，我並不是討厭雞蛋，其實它是很喜歡的食物種類之一。

首先在參加忘年會吃火鍋時，吃了二個加入沾料中的雞蛋。第二天早上到醫院的餐廳去，廚師說：「有新鮮的雞蛋哦！醫生，今天早上吃雞蛋好嗎？」結果我又吃了雞蛋飯。午餐是吃烤沙丁魚，餐廳的人知道我不會剔除魚骨，特別爲我考慮道：「今天吃沙丁魚，還是爲院長做什麼別的吧！」但端出來的卻還是雞蛋飯。這個廚師和早上的是不同二人，他不知道我早餐已吃過雞蛋。雖然我已經對雞蛋感到很厭煩，但既然是別人特別做的，只好吃掉囉！

每天午後診察外來患者的時間是六點到七點，我通常是將晚飯當作午後點心來吃。結

果當天端出來的又是雞蛋料理，爲雞蛋三明治。然而一直吃雞蛋的身體似乎已經受不了。平時很喜歡吃，但現在看到就感到厭煩。「我從昨天晚上開始，連續吃四餐雞蛋，再這樣下去，膽固醇會上升的！」這麼說著，拜託別人端別的東西給我吃。

反省過一日的飲食生活後，隔天就食用胚芽米等接近自然的食物，才感覺體調逐漸好轉。被雞蛋填塞的身體藉此而恢復平衡。雖然雞蛋對身體而言是好的食品，但是不能一直持續食用。不只是雞蛋，任何食品都不能以偏食的方式拼命的吃。否則身體會產生拒絕反應。

持續吃同樣食物的情況，並非全是偶然或巧合。每個人都知道我喜歡吃鰻魚，當有幾天連續會餐時，大家都會說：「我已經預訂好鰻魚店囉！」有時要連續三天吃鰻魚。再怎麼喜愛的東西也會厭煩。因爲身體已出現拒絕的訊息。相反的，如果有「想吃」某種食物的時候，就表示身體需要這種東西。

提高自然治癒力的食物「自然法則」是什麼？

偶爾持續吃同樣的東西，或者和別人交際應酬時，每次都吃同樣的東西，相信大家都有類似經驗。雖然感覺「已經厭煩了」，但往往無法拒絕。一個人吃東西可以選擇自己所喜歡的店，不過和很多人在一起便沒有辦法。

最近經常强調「營養均衡」。重要的是並非就維他命攝取多少、熱量攝取多少進行精密分析，而是要側耳傾聽身體所發出的「已經不再需要」的訊息。必須忠實地接受身體的聲音，想想自己想要吃些什麼，確實加以實行。在外吃飯時，覺得有持續蔬菜不足現象，下一餐便需選擇蔬菜較多的菜單。

此外，在幾次用餐之後作總檢討，注意是否偏食。

前章爲各位叙述過，「人類有保持自己生命的自然法則」。而來自身體的要求，就是這些自然法則所造成。也就是說，身體會自然想要保持自己的秩序狀態。例如，連續吃肉或油炸食物等油膩的東西時，就不會再想「中午要吃排骨飯」了。大部分人都會「想要吃煮的食物或清爽的食品」吧！爲了保持自己身體的健康，首先要傾聽來自身體的要求，這是非常重要的事。

對我們而言，食物是由外界攝取營養的手段。當然也是提高自然治癒力的泉源。如果忽略來自身體的聲音，持續吃著身體討厭的東西，就是在減弱自己的自然治癒力。思考

「今天想吃什麼呢？」時，要聽聽身體的訴說「想吃……」或「不想吃……」，自己選擇食物時，要儘量配合身體的要求來考慮，這是提高自然治癒力的第一步。

「吃起來美味」的食物對身體最好

除了對不關心每日飲食的反省外，最近的「健康食」或「美容食」、「營養食」興起，表示細心注意飲食的人並不少。但是，我所强調的「對飲食之考慮」，不需要特別拘泥於「健康」問題。社會上有許多拘泥於健康的飲食被介紹出來。像菜食主義或糙米食等整體的健康食，另外還有「每天吃……有益健康」等單品式健康食。像此類過於偈限某種型態的健康食，反而會減低自然治癒力。

以西方醫學的理論而言，營養價值較高的食物，似乎較能保持健康。這就像是相同的汽車加入不同種類的油，引擎的功能會有不同。如果加入品質較好的汽油，引擎更能發揮優越的性能。

但是，人類的身體是不能以汽車引擎理論來加以剖析的，因爲每個人的吸收力和排出力不同。因此即使食用相同的食物，食量也相同，結果卻是有些人健康，有些人卻被重病入侵。

妄信健康食能產生健康的人，卻不在少數。以前，曾與一個朋友和他的朋友四人一起去吃東西，發生這樣的事情。我知道朋友沒有什麼特別喜好或嫌惡的東西，所以不曾問他「想吃什麼呢？」直接帶他到熟悉的店去。「這裡的牛排很好吃哦！」想要點牛排時，另一個人說：「我是菜食主義者，不能吃肉。」由於這家店有豆腐及生菜沙拉，菜食主義者也可以吃，在菜單上沒有問題。但是，當大家想喝一杯，聊聊天時，聽到有人說：「我不能吃肉！」總是會感到很掃興，變成沒有意義的會餐了！

我並非否定菜食主義，而是覺得嚴格規定「某些事情不能做」的飲食方法是不對的。食物除了攝取其營養之外，還有其他作用。飲食是人生的樂趣之一，用種種規則去侷限人生的樂趣，就是毫無意義的事。只要吃起來覺得「美味」、快樂即可。假如不能採用這種吃法，那麼即使是「健康食」也沒有作用。飲食可以說是與他人溝通的手段之一。

像前面的例子所述，因太過拘泥於「健康」問題而無法與他人交往，可能就無法達到人際關係的調和了！

的確有人說「肉對身體不好」，但並不是絕對不能吃。譬如非常疲倦時，吃肉便能產生元氣。如牛排或烤肉等「豪華」的菜單，便能增添餐桌上的華美氣氛。

原本人類的身體就較能吃蔬菜而非吃肉，因此攝取較多蔬菜是極爲自然的事實，假若勉强自己「絶對不能吃肉」，反而會使得身體變調。

過度拘泥於「健康」的食物反而會降低自然治癒力

我的醫院的護理長，到以菜食及無鹽份的食物療法治療癌症著名的墨西哥格爾森研究所，住院體驗一個星期。這間研究所的飲食是將蔬菜煮軟，或以整顆烤馬鈴薯爲主食的料理，她實際感受到「人類還是吃蔬菜比較好」，不僅體調佳，而且排便順暢。真的讓人感覺得到了健康。

但是第二天出現頭痛的煩惱。因爲在醫院工作，擁有豐富的知識，自己觀察這種症狀，擔心是「視網膜下出血」。認爲可能與研究所禁止的食鹽有關，於是吃自己帶去的鹹昆布，治好了頭痛。

聽到這番話，我認爲吃任何食物，都不可過於極端。即使知道「這種飲食對身體很好」，也不能完全徹底實行，否則反而會對體調造成不良影響。

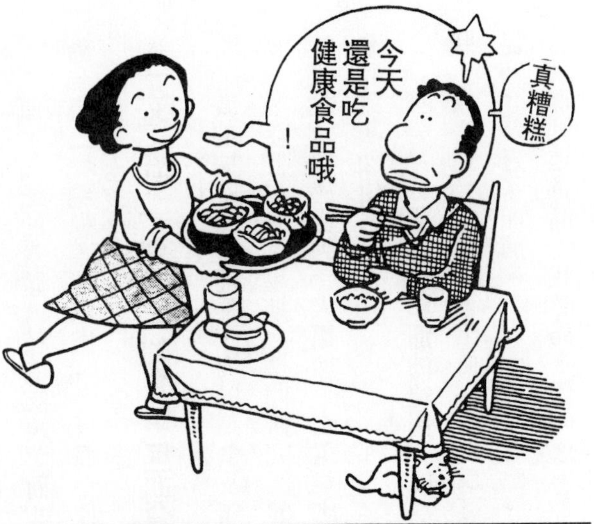

「健康食品」不見得就能使身體健康

我自己也有同樣的經驗。雖然不是什麼值得驕傲的事，那就是我每天都會喝一點酒。絕對不會酒後亂性或酒精中毒，只是因爲交際應酬或爲了熟睡而少量飲酒。

前些日子，爲了參加座談會而到穗高養生園住了三天。此地位於穗高，提供糙米食、森林浴、氣功、瑜伽及溫泉等可供恢復健康及放鬆的設備，生活規律很嚴格，當然禁煙、禁酒。

在此地的生活十分舒適，但是我在搭車回家的途中卻突然頭痛。由於我以往沒有頭痛的經驗，因此感到很驚訝，想起護理長在格爾森研究所發生的狀況，我想：「啊！可能是因爲沒有喝酒。」於是在新宿車站買了罐裝啤酒，喝過之後頭痛便痊癒了。

每個人都有飲食的喜好及習慣，藉此使得自己身體保持微妙的平衡。對他人體質好的東西，對自己而言卻不一定是好的。

因此，應該吃一些自己身體所要求的食物，才能提高健康及自然治癒力，忽略身體要求的「健康食」或飲食法，反而會降低自然治癒力。

一週進行一次飲食生活的「反省」

無論在格爾森研究所也好，穗高養生園也好，與其在飲食方面過著忽略要求的生活，還不如過著能有效提高自然治癒力的生活。

忙碌、熱衷於工作的上班族，經常不注意飲食。常常不吃早餐，午餐吃一些速食品或麵食，晚餐則因爲交際應酬而喝酒、吃油膩的食物，持續這種紊亂飲食生活的人太多了。「只要能塡飽肚子就好」「不管我想吃什麼，還是以周圍人想吃的東西爲優先考慮」，很多人有類似的想法。此外，每天在同樣的餐廳吃同樣的定食，卻不會覺得痛苦的上班族也不少。

那些人在忙碌中似乎已失去冷靜考慮的能力，不知道自己想吃什麼、不想吃什麼。也許交際應酬是無奈的事，但如此確實會降低自然治癒力。最好儘可能每天回想自己的三餐，究竟自己吃了些什麼、想吃的是什麼?想清楚較爲理想。如果無法辦到，至少要以一週爲範圍去反省飲食生活。例如「本週吃太多肉了！」「本週吃太多中國菜了！」等等，下週儘量換其他的東西吃。只要能注意這些方面，並提升飲食生活，便可以提高自然治癒力。

沒有提高自然治癒力的「特效食」存在

但是，並沒有「只要吃了就能提高自然治癒力」的「特效食」存在。依食物的不同，在體內會產生各種反應。對於數量如此龐大的食品，想要一一調查在體內會產生何種反應，當然是不可能的。例如，毒蕈並不代表吃了一定對身體有害。那麼到底吃什麼好呢?實在很難下定論。無法研究出「吃了這個就能提高免疫力」，這種單純的直線連接食物與人體效果之方法。

飲食就是食品的組合，而且不僅限於一次。連續在幾次的飲食中吃不同的食物，對身體會造成何種影響？會產生何種效果？這是無法作實驗、無法進行統計處理的問題。因爲數量太過於龐大，範圍也太過於廣泛，實在很難加以應付，此外，因個人當時的體質，或體內吸收量的差異，結果也會有所不同。也許可以藉動物實體調查「這種食物對肝臟不好」「吃了這個會引起腎臟障礙」，但是卻無法調查出「什麼東西食用後會提高自然治癒力」。

根據國立癌症中心發表的「防癌十二條」，告訴我們預防癌症的有效飲食生活。總括看來，就是不要偏重某單一食品，而是要追求均衡的飲食。也就是維持中庸之道。而厚生省所提出的飲食生活目標，也同樣指出「一天要增加到三十項食品種類，儘可能攝取多種食物」。

攝取的食品種類增多時，其中當然會有含致癌物質的食品，但它只是多種類中的一項而已，有時可能藉其他食品之助而減低其致癌性。這的確是合乎道理的說法。不過相反的，攝取食品的種類增多，也會增加攝取到致癌食品的機會。所以不能夠斷言攝取多種食品一定是好事，其實是具有雙刃劍的作用。

以增多食品種類的發想，而用「科學的」方法合成這些營養素的「健康食」「健康飲料」也上市了。從西方醫學的觀點看來，它們確實可以當成真正飲食的代用品。但是否能藉此滿足飲食生活，提高自然治癒力呢？的確令人感到懷疑。

「砂糖及鹽份都對身體不好」「要控制酒的攝取量」「抽煙有害健康」，這些都是我們經常說的話。

罹患感冒到醫院去時，醫生也常告訴患者這些話，相信大家都有類似的經驗。簡單的說，就是這些物質攝取過多對健康有害，只有均衡的飲食生活才是健康之道。

總之，這是現代醫學的界限，尚無法發表能提高自然治癒力的「特效食」，無法給予確實的定義。而且今後可能也不會發表。只有每一個人配合自己的體調，在當時食用最適合的食品，這才是最善法則。

從江戶時代開始，吃「最喜歡吃的東西」就是健康秘訣

提高自然治癒力的飲食，就是吃喜歡吃的東西。但此處所謂「喜歡吃的東西」並非「嗜好品」，而是指「當時喜歡的東西」。而這種「吃喜歡吃的東西」之精神，是開始於江户時代。

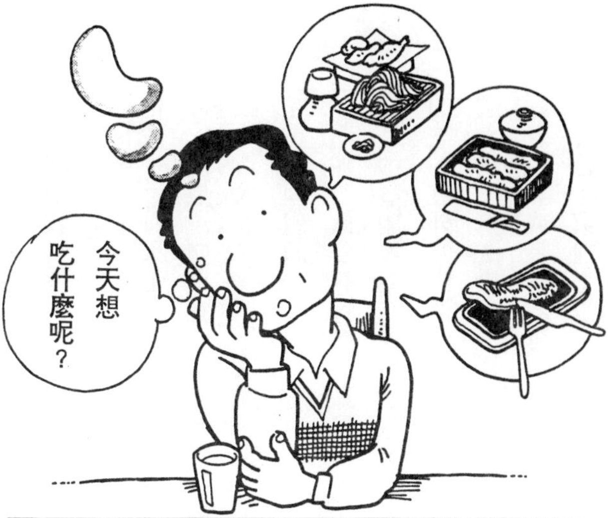

要聽聽自己的身體想吃什麼東西

江户時代有一位名叫貝原益軒的學者。他是一位儒教家、教育思想者，同時也是著名的自然科學家，以自己保持健康的體驗而寫下『養生訓』這本醫書。在『養生訓』中寫著「食養生的基本，就是吃一些自己喜歡吃的東西」。所謂「吃一些」，代表不要吃得太多或太飽。

我在演講中常說：「當時真正想吃的東西，就是對當時身體真正有益的東西」。想吃的意思是來自當時身體的要求，因此吃了後當然對身體最好。

原本身體想吃的食物，自然可以求取平衡，例如，今天想吃鰻魚、明天想要吃麵。即使再怎麼喜歡吃鰻魚，也不會每天都想吃吧！有時想吃油膩的食物，有時則會想吃清爽的食物。

我曾經請教一位中國的漢方醫生健康秘訣。這位醫生已經八十六歲，但還是很有元氣。

他說：「每天上午到醫院去看二、三位患者，這樣就能每天使用頭腦，因爲緊張對身體很好。但是，如果看一整天便會疲倦，所以下午我就不診查了。在下午的時間畫一些自己喜歡的山水畫。」上午適度的緊張，下午做自己喜歡的事以得到放鬆，這種生活的平衡規律才是最理想的。

再問他「飲食有哪些注意事項呢？」他回答：「不在外吃東西，一定要在家裡吃。」理由就是「這樣才能吃到自己想吃的食物」。

的確，在外吃東西，必須配合其他人的想法，即使是一個人去吃，也要根據店中的菜單挑選食物，無法忠實選擇自己喜歡的食物。在量方面，就算吃不完，也會想「對作菜的人不好意思」或者「不可浪費食物」，因此而勉强把所有的飯菜吃完，所以無法隨心所欲的吃。自己在家裡吃飯，就可以選擇想吃的食物，配合適當的量而自由的食用，即使想剩餘下來也可以。

不過在家裡也不是一個人吃東西的話，就無法隨心所欲的決定菜單，所以要過這位醫生的生活十分困難。但是只要擁有這種心態，從食物所得到自然治癒力的量，就會有所不同了。

不想吃的食物卻勉强去吃，絕對無法成爲營養，剩餘食物或偏食，基於「配合身體的要求忠實去吃」的觀點，是值得肯定的。勉强吃東西，無法保持身體的秩序，當然不可能提高自然治癒力。

以勉强吃東西爲例，譬如有些孩子討厭吃胡蘿蔔，卻因爲「含有豐富的胡蘿蔔素及維他命，對身體很好哦！即使閉著眼睛也要吃下去」，勉强他吃。像這樣勉勉强强吃下的食物，很難在身體中發揮原有的效力。同樣的東西要以「真好吃啊！」的快樂心情吃下，才能夠變成身體的養分。

基本上，要感覺某種程度的喜悅吃下東西，才能提高自然治癒力。而速食麵等利用保存料製作出的食物，在日常生活中食用對身體不好，但是如果去露營的時候吃，就會覺得非常美味。

這時因爲感到「好好吃哦！」的喜悅，吃這類食物也會有益身體。

一天不限於一定要吃三餐

我並不贊成以維他命、蛋白質等爲發想原點，而決定「吃這個有益健康」的飲食。因爲將食品以機能來選別，就好像將人類視爲機械的西方醫學發想一般。

這些食品的選別，也許是相當合乎道理的。實際上大多數醫院或學校的飲食，也都是根據「營養素」的考量來組合菜單。不過，這些科學化的營養組合，是否就能在體內完全被吸收呢？其實並非如此。身體的狀態必須在接受營養、消化吸收後才能決定。

那麼，到底要怎麼樣才好呢？還是要以身體所想要的爲基準，忠實的食用即可。所以用餐次數方面，有時可能一天吃四餐、有時只要吃一餐就夠了。

也許有人說「一天規則的吃三餐有益健康」或「飲食及飲食之間最好相距五～六小時」，但是「剛吃過晚飯，到半夜又想吃拉麵了」或「吃過早餐以後，一直到傍晚都沒有食慾」的情形，都是來自身體的要求，只要遵循身體的要求，遵守此原則即可。勉强矯正，反而會造成身體的失調。

不過生活具有規律、每天吃三餐的人，到了一定的時間應該就會感到肚子餓。如果到了時候卻不感覺餓，或者過了很久都不想吃東西，那就表示身體出現異常狀態。

「人類一定要定時吃三餐才行」嗎?事實上並非如此。但是，平常過著規律的生活，而「身體的秩序」維持正常狀態時，通常會在同樣的時間肚子餓，產生飲食的規律。就像大自然中，早上太陽會升起，夜晚太陽會西沈的秩序一樣，人類是其中一員，當然會配合秩序而產生規律。

相反的說，過著普通生活而飲食的規律卻崩潰時，就表示身體的秩序及自然治癒力受到某種影響而降低了。

交際應酬、吃很多東西或勉强吃東西，當然不好。我們經常不是很想吃東西，但是看到眼前的食物就會伸手拿來吃，這樣子會破壞自己的飲食生活規律。因此，一定要遵從身體的要求來飲食才行。

2　配合體質與季節的飲食能提高自然治癒力

食品具有各自的「個性」

每個人都有不同的身體性質，就是「體質」。「體質」原本應該是平衡狀態。但因爲「場」的偏頗、身體秩序的偏頗而形成症狀，表現於體外，因此會出現虛弱體質、過敏體質、怕冷、怕熱等我們所想出來的「體質」。

我們認爲「體質是與生俱來的，一生都不會改變」，但是身體秩序的偏頗會表現在體質上，所以平常也會產生變化。例如，孩提時代體弱多病的人，可能長大後會成爲不易罹患疾病的雄壯青年。相反的，年輕時爲運動員、身體非常健康的人，可能很早就表現出老態。

而對於平時的體質變化會產生很大影響的，便是食物。反過來說，體質也可以巧妙的運用食物的「個性」來加以改善，這就是中國醫學「食養生」的發想。食養生是發現體質，給予配合的飲食，以矯正「場」（體質）的偏頗，藉此提高自然治癒力。以下提幾個身邊的例子加以介紹。

首先，體質可以由三要素來加以分類。第一是由身體的熱來分爲熱症及冷症。並非是以身體溫度來區別。所謂熱症就是身體帶有熱的人，比較能夠抵擋寒冬卻不耐暑熱；冷症則是相反的，經常身體發冷、不耐寒冷的人。

第二是有便秘傾向，血壓較高、不易流汗，毒氣容易留在體內（漢方稱之爲實證）；相反的則是有下痢傾向、沒有體力的人（虛症）。

第三是即使攝取水分，身體和皮膚也會乾燥，好像出現乾皮屑似的「燥」的人；以及水分容易積存在體內，動不動就容易浮腫的「濕」的人。

配合體質的飲食能改善體質

對應這三要素而將食品加以分類。首先是第一項的熱，稱爲「溫性食物」及「涼性食物」。「溫性食物」是具有保溫作用的食物，「涼性食物」則是具有放熱作用的食物。熱症的人吃涼性食物能降低體熱；而冷症者吃溫性食物便能使身體溫熱。

第二關於實證及虛症方面，則稱爲「補性食物」與「瀉性食物」。「補性食物」具有停止下痢、使血色良好、創造體力的作用。「瀉性食物」，則相反的能治療便秘，具有促進發汗作用。虛症的人攝取補性食物能增强體力、止下痢，相反的實證者攝取瀉性食物則能通便。

第三關於水分方面，則可分爲「燥性食物」與「潤性食物」。「燥性食物」具有促進體內水分排泄作用；而「潤性食物」則有促進體內水分保留之作用。因此略帶浮腫傾向的「濕」體質者，可利用燥性食物排除體內多餘水分；有乾燥傾向的「燥」體質者，利用潤性食物可以防止體內水分的排出。

具體的食品分類，在下頁列表爲各位顯示，配合自己體質來攝取適當的食物可參考之。

但是，即使不知道這些食品的「個性」，基於衆人長年的經驗，也可以運用一些例子。譬如吃豆腐時，與當成藥味的蔥、薑、柴魚片等共食，豆腐爲去熱的食品，而藥味的蔥則是溫熱身體的食品。體質狀態正常的人，就不會受到食物的影響，而與性質相反的食品一起食用，就能夠取得平衡。此外，煮好的蟹沾醋吃，或作醋漬菜等，醋經常被使用。

身體的溫性食物、涼性食物（例）

	溫 性 食 物	涼 性 食 物
肉類	牛　雞　羊	鴨
蔬菜類	韮菜　大蒜　蔥　洋蔥 南瓜　胡蘿蔔　薑	小黃瓜　番茄　西瓜　柿子 香蕉　梨子
魚貝類	河豚　鯽魚　海膽　泥鰍 鰻魚　蝦子	蜆　蛤蜊　蠑螺　鮑魚　蟹 昆布　海帶芽
穀類	無	全　部
豆類	花生　味噌	豆腐　油炸豆腐　小紅豆
其他	砂糖　胡椒 辣椒　山葵　醋	食鹽

新陳代謝的補性食物、瀉性食物

	補性食物	瀉性食物
肉類	全部	無
蔬菜類	薑　高麗菜　洋蔥　南瓜 胡蘿蔔　番茄　蘿蔔	韮菜　蒜　紫蘇　蔥　牛蒡 小黃瓜　茄子　香蕉　梨子 甜瓜
魚貝類	竹莢魚、海鰻、鰻魚 鯉魚、蜆、蛤蜊 蠑螺　鮑魚	蟹　水母
穀類	全部	無
豆類	豌豆　花生　豆腐	小紅豆
其他	醋　食鹽	辣椒　咖哩

身體的燥性食物、潤性食物

	燥性食物	潤性食物
肉類	羊　鴨	牛
蔬菜類	薑　紫蘇　韮菜　蒜　蔥　牛蒡　番茄　柑橘　葡萄	南瓜　胡蘿蔔　竹筍　蘋果　鳳梨
魚貝類	海鰻　鰻魚　河豚　鯽魚　海膽	鮑魚　蟹　泥鰍　蝦
穀類	薏米　玉米	糙米　小麥
豆類	小紅豆	豆腐　油炸豆腐　花生
其他	咖哩　胡椒　辣椒	梅乾　醬油　食鹽　砂糖　火蔥

蟹會使身體冷卻，具有促進排泄作用；而相反的，醋具有溫熱身體的補體作用。

像這類食物的配合例不勝枚舉，都是自然中的生活智慧。昔日的人就算是不明道理，也知道這樣的組合方式有利於身體，而且食物吃起來美味。因此像前節所述的「好吃」，事實上就是指對身體好的意思。

攝取應時的食物

在調理食物時，到底是屬於溫性食物、涼性食物、補性食物、瀉性食物、燥性食物、潤性食物，只要參考一下即可，不必一一地記住。

只要吃應時的食物，就能夠自然的改善偏頗的體質。例如，夏天吃西瓜、番茄、小黃瓜等涼性食物，具有冷卻身體，將多餘水分排出體外的作用。不僅對於濕症、熱症者有效，爲了渡過夏季，這也是最適合的食品。

如果體質沒有問題，則要攝取這些應時的食品。自古以來，人們就認爲吃「應時」的食品，能夠保持健康。反之，也必須要買「應時」的食物來吃。

以日本爲例，到了春天，人們就想攝取山菜、香菇等自然的食品。到了夏天，就想要

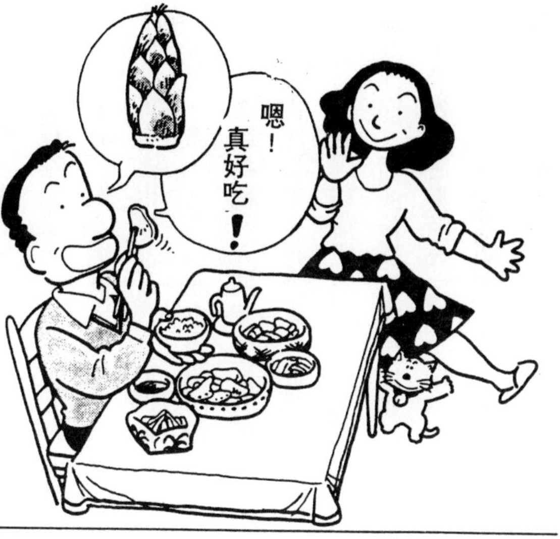

吃應時的、當地產的食物，能夠提高自然治癒力

吃西瓜、小黃瓜等富於水氣的果菜。到了秋天，就想追求營養價較高的各種秋天的味覺之樂。到了冬天，則想吃溫熱身體的食物。藉此能夠享受「應時」食品的美味，同時能夠維持健康。在這種長久飲食生活的傳統當中，也誕生了使應時食物更得以活用的烹調方法。

此外，在暑熱地方攝取涼性食品，在寒冷地方攝取溫性食品，亦即配合土地的氣候而攝取最適合的食物。吃當地的食物對健康較有幫助，理由就在於此。在食品的加工技術與流通管道不發達的昔日，每個人都攝取應時的食物，吃當地收穫的食物。自然的恩惠與居住在當地之人的飲食生活巧妙地合爲一體了。

然而，現在一年到頭可以吃到相同的蔬菜，與其說是重視鮮度，還不如說重視長期保存。出現在餐桌上的食物，已經喪失了季節感。此外，各式各樣的速食品或加工食品上市，十分便利，因此，我們會輕易地利用。不僅是食物，連飲料也是相同的情形。麥茶或粗茶等自古以來就是為人們所飲用的健康茶，但是，最近人們多半利用果汁或碳酸飲料來解渴。讓孩子攝取富含砂糖或添加物的飲料，當然會對身體造成傷害。

我認為現代人的味覺已經變得鈍感化了，不知道應時或當地食物的美味。這些「大自然的秩序」似乎距離人類越來越遠了。

同時，很多上班族喜歡營養口服液。根據某項問卷調查顯示，藥局的銷售藥品當中，以營養口服液最為暢銷。的確，在疲勞時飲用，能夠補充營養，充滿元氣。這些口服液中除了維他命與糖分之外，還含具有興奮作用的酒精與咖啡因。飲用之後，渾身發熱，能夠暫時消除疲勞或產生心理作用，但並不能根本的提升自然治癒力。

灌注喜悅與感謝之心的食物才是自然治癒力的泉源

應時的食物或當地產的食物，能夠促進健康。不僅是因爲食品的性質所致，而是由於充滿喜悅與感謝的心情所致。吃應時的食物，會對自然的恩惠充滿感謝之心，而且會感受到「春天到了」，內心湧現喜悅。這樣的心情，會成爲自然治癒力的泉源。

即使吃相同的東西，然而當時的心情對於消化，換言之，對身體的生存而言也會造成不同的影響。例如，因爲工作而感受到沈重的壓力時，或因爲悲傷而受到打擊時，很多人吃東西有如嚼沙子一般，不知道自己吃了些什麼，真是食之無味。

儘管這時所吃的盡是一些營養豐富的食品，也無法充分消化。在受到精神狀態的影響下，除了胃液以外，膽汁和胰液的分泌不良，與消化有關的荷爾蒙等功能也變得不順暢。因此，即使進食，也無法充分發揮其作用。

相反的，如果津津有味的進食，則能夠使與消化有關的臟器功能活絡，創造健康的身體。關於這一點，不論吃任何食物，情況皆同。

也就是說，如果吃了能夠成爲自然治癒力泉源的食物，當然就能夠提升自然治癒力。

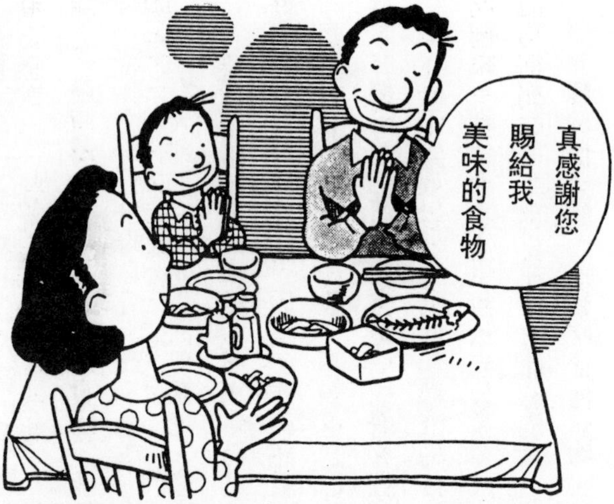

對食物充滿感謝之心，能夠提高自然治癒力

有人說「食爲人」，只要懷著喜悅之心進食，當然能夠產生良好的作用。飲食與生活有密切的關連，感受到生命喜悅非常重要，同樣的，感受到進食的喜悅，也是很重要的一點。在喜悅的同時，當然就會產生一種感謝的心情。例如克服難病，能夠吃普通飲食的人，就會充滿感謝之心，認爲「可以吃東西了」，而高高興興的吃東西。這樣的人能夠迅速復原；同時，因爲感謝、高興的心情能夠促進吸收，也就能夠成爲自然治癒力的泉源。

沒有生病的人，就不會理解能夠進食是件多麼美好的事情。另外，目前社會豐衣足食，根本就不會想到有人會餓死，現在堪稱是「衣食無虞」的時代。我並不是要各位認爲這是非常有意義的事情，或認爲「隨時都必須要感謝」，有時候，對於自然的恩惠、自己能生存、能吃到美味的食物，當然要抱持感謝之心。很多人都已經養成在用餐前以雙手膜拜的習慣。

製造食物者必須考慮的問題

雖然要對食物抱持感恩之心，但有時也會受到視覺或味覺的影響，例如，會對看起來好吃的食物抱持感謝之心，但是對於看起來不好吃的食物，就很難湧現感謝的心情。

當我前往中國旅行時，發現車站所販賣的便當，擺設零亂，内容物也參差不齊，雖然還不算難吃，卻很難讓人產生感謝之心。

在食物的外觀上下工夫，可以說是製造食物者必須考慮的問題。如果抱持「希望他人吃起來美味」的心情來製作飯菜，自然就會考慮到各種的外在與内在要素，不僅注意營養的均衡與味道，也要注意美麗裝飾。

此外，作菜的人也要注意其他幾個要點。例如，有一陣子盛行「向歐美型的飲食生活看齊」。國人的體格比歐美人更遜一籌，認爲原因來自飲食，因此開始追求西式的食品，不再攝取傳統的早餐，而以麵包、牛奶、煎蛋取而代之。即使到了現在，基於方便的考量，採西式早餐的家庭仍然很多。

但是，最近傳統食品的好處重新被評估。在我的醫院接受飲食指導的人，也認爲飯優於麵包。理由是麵包的配菜有限，而飯的配菜較多樣化。飯的配菜有納豆、豆腐、紫菜、雞蛋、佃煮、烤魚、肉類料理等，富於變化，選擇也是多樣化的，每天可以享受變化菜單之樂，同時可以配合個人的體質來選擇食品。

此外，要吃當地的食物。就這一點而言，國人當然要吃國內產的食物。另外，儘量自己親手作菜，不要買現成的配菜，同時，避免使用添加物較多的食品。而且在前項中也提及，即使攝取相同的食物，唯有吃起來美味，才能夠提升自然治癒力。因此，作菜的人除了注重味覺之外，也必須注意到視覺，表現出美味來。

3　提升自然治癒力的「心態」

面對壓力的姿態就能夠提升自然治癒力

最近，很多人因爲壓力而造成過勞死。的確，壓力不僅造成心理問題，也會對肉體造成不良的影響，這是經由美國生理學家佳能的實驗而證明的。給予貓疼痛、飢餓、恐懼、忿怒等刺激時，則出現瞳孔張開、心跳數增加、血壓及血糖上升等現象。

但是這並不表示壓力較强，較多的人一定會短命，因爲人類具備著對抗壓力的生物體恒常功能（恒常性）。所謂生物體恒常功能，就是即使處於變化的環境中也能夠維持人體安定的機能。例如，配合氣溫的變化而調節體溫，或保持血液、體液的各種成分維持穩定的作用等。生物體恒常功能就是一種自然治癒力。因此，只要提高與生俱來的生物體恒常功能，就能夠戰勝各種壓力。

生物體恒常功能，是由普通的心態和行動培養出來的。因此，必須要擁有生存的目

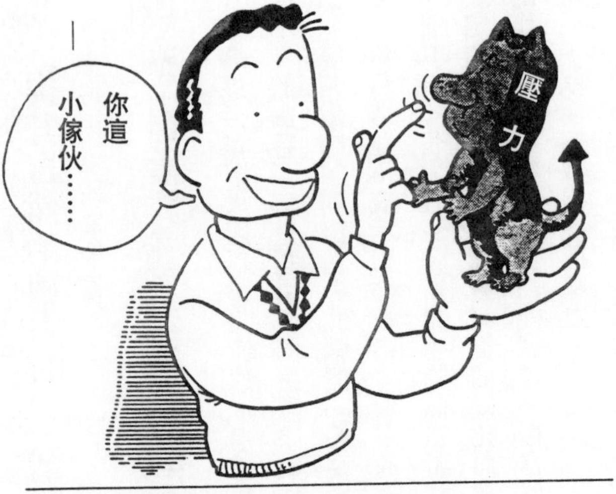

與壓力好好相處也是重點所在

標。在生存時，或多或少都會承受壓力。然而一旦目標確立，就不會被壓力所惑，能夠立即復原。即使忙碌、痛苦，也不會造成大礙。

根據調查顯示，居住在氣候良好、食物豐饒的島上居民，過著與壓力無緣的悠閒生活，然而卻早死。原因是過於滿足，使得對抗壓力的對抗意識，亦即生物體恒常功能急速委縮，結果體力減弱。

反之，一些長壽村的居民，因爲承受較多的壓力而得以長生。

因此，只要確立生存的目標，即使身處逆境，也會採面對壓力的姿態，朝著目標前進。如此一來，便能夠提升自然治癒力了。

不要因睡不著而煩惱，要因擁有多餘的時間而喜悅

當壓力堆積時會造成失眠。如此一來又會成爲壓力。若因睡不著而苦惱，就會引起惡性循環。

睡眠和飲食對維持健康而言，都是重大要素。的確，和飲食一樣的，睡眠時間也要充足。在這樣的生活下，就能夠產生生活規律，只要時間一到，就會產生睡意。如果睡眠時間不足，頭腦就會變得痴呆、焦躁，造成身心變調。

有很多人認爲要確保一天睡眠八小時，這是根據許多人的平均睡眠時間所推算出來的數字。

但是，有時無法擁有這麼充足的睡眠，例如，我常因爲工作關係而導致生活不規律。在這種生活下，當然會給予我各種的壓力，而我不會感受到壓力，即因爲心中充滿喜悅的緣故。

例如，半夜爲病人動手術，手術到凌晨三、四點結束。一旦手術成功，內心的喜悅是筆墨難以形容的。工作以後的充實感，使我得到了健康。

目前，我的醫院裡充斥著末期癌症患者，如果患者不幸夜裡過世，我也必須要將患者遺體妥善處理之後，才能夠心安的走出醫院。患者本人或其家屬對本院的口碑良好，使我忘記身心的疲勞。

即使睡眠不規律，只要在事情的最後感覺喜悅，也不會對身體造成不良的影響。早晨起床時，神清氣爽，充滿感謝之心。因此，我認爲「一日八小時的睡眠」，乃是毫無意義的說法。只要內心產生一種勝利的喜悅或充實感，則即使睡眠時間短暫，也不會造成體調崩潰。

每當我因爲愛心而無法成眠時，心中就會想著「明天一定會更好」，而少量飲酒。花點工夫創造一個容易入睡的狀況，也是很重要的。此外，有時半夜會起來寫稿，因爲擁有多餘的時間工作，故不會以此爲苦，當然也不會因此而喪失了自然治癒力。

很多夜裡失眠的患者，其實白天睡得太多，但我並不會建議他們調整睡眠時間，而是告訴他們說：「不要慌張。要因爲失眠而感謝上蒼，也許這是神給你的賞賜呢！」

如果因失眠而奪走自然治癒力，則並不是失眠本身奪走了自然治癒力，乃是因失眠而煩惱，使壓力積存所致。

精神的壓抑會喪失自然治癒力

美國心理學家羅倫斯魯向曾經發表過「容易罹患癌症的性格」。根據其說法，「耐力强、抑制反抗心、自我評價較低」，都是所謂的「癌性格」。然而，這些都是在社會生活中被要求的事項。也就是到處充斥壓力的原因。更進一步的說，感受到壓力的現代人，幾乎都可能罹患癌症。

其實不然。那麼，其間的差距到底從何而來呢？

我們雖然感受壓力，卻也學會了對抗壓力的方法。某些人會利用運動流汗，某些人會找朋友喝酒聊天，有的人會享受興趣，這些行爲能夠讓自己的情緒得到紓解。

如果無法得到解放，而一味地壓抑自己，則會形成一種壓抑狀態。憂鬱者罹患癌症的機率，的確爲一般人的二倍之高。尤其年輕人的癌症，多半來自心理上的壓力。

這些人在社會上被評價爲「優等生」、「模範生」，但這只是外表，事實上其心中卻承受著極大的壓力。當心靈出現這種狀態時，則與心靈有關的自然治癒力就會降低。

不論是過著何種生活，身邊或多或少會存在壓力。最重要的，是否擁有能夠紓解壓力的「場」。

笑能夠提高自然治癒力，治癒癌症

提倡生命療法的柴田醫院的伊丹先生，帶著癌症患者登上勃朗峰，展開獨特的治療。同時，將「笑」納入治療範疇中。大家一起談天說笑，這是西方醫學難以想像的「治療」。然而根據伊丹先生的資料顯示，笑完之後，NK細胞明顯的活性化。

NK細胞是負責免疫機能的淋巴球之一，是能夠攻擊病毒感染細胞或癌細胞的强力細胞。這原本是人類具有的細胞，只要促進活性化，就能夠提高自然治癒力。

美國的諾曼卡曾茲先生是某著名雜誌的主編，卻因罹患膠原病與心肌梗塞而痛苦，醫生認爲回天乏術。最後，患者拒絕手術，藉著笑與幽默的治療而終於克服了難病。

患者在病房中刻意的看一些喜劇電影，閱讀有趣的書籍。

總之，每天享受生活之樂，經常哈哈大笑。結果，免疫機能明顯的提升，終於從卧病在床的生活中解放了出來。

所謂「病由心生」，這絕非迷信世界的說法。以西方醫學的觀點來看，笑，能夠使N

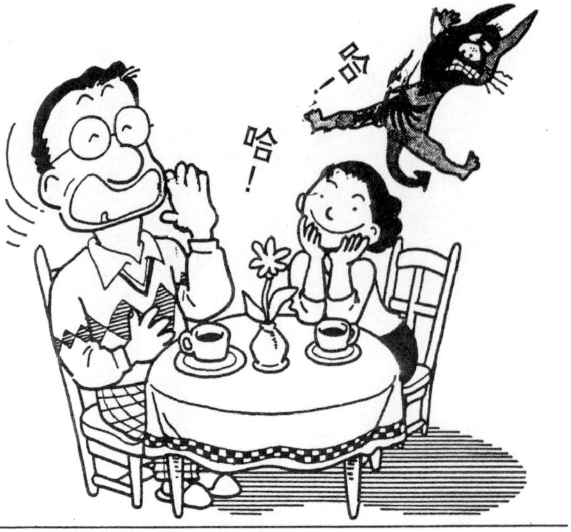

「笑」能夠使難病煙消雲散

K細胞活性化，同時對精神也有正面的作用。在快樂時大笑，心情當然比憂鬱時來得更好。擁有好的情緒，就證明自然治癒力已經提高了。

前面已經說過，笑，能夠提高免疫機能，這也是經由醫學證明得知的事實。笑是福，能夠使你得到健康。

就算聚集現代醫學的精華卻仍然被視爲難病而無法治療的癌症，只要藉著在日常生活中經常開懷大笑，就能夠加以克服，這也表示人類與生俱來的自然治癒力是何其的偉大呀！

4 考慮身體的問題提升自然治癒力

香煙真的是百害而無一利嗎？

一般人認爲抽煙對健康不利。具有收縮血管的作用，因此，狹心症或心肌梗塞患者最好避免抽煙。但是，我認爲除了這些患者以外的一般人，倒不必勉强戒煙。

有的人一天抽二包煙，仍然健康的活到九十歲或一百歲；反之，有的人一根也不抽，卻很早就死於肺癌。那麼，這是否就代表煙與癌症無關呢？並不盡然。然而，是否有「致死量的毒」的說法，我並不以爲然。

我絕對不會强制癌症患者戒煙。有些癌症患者喜歡抽煙，因此，我讓他們在決定好的時間每天抽三～四根煙，他們都以此爲樂。如果一味地限制，會使他們心情焦躁，結果造成壓力積存，心情起伏不定，如此反而會降低自然治癒力。

酒的情形亦同。一般人認爲感冒時不要喝酒，但是，一些動過癌症手術的患者，如果

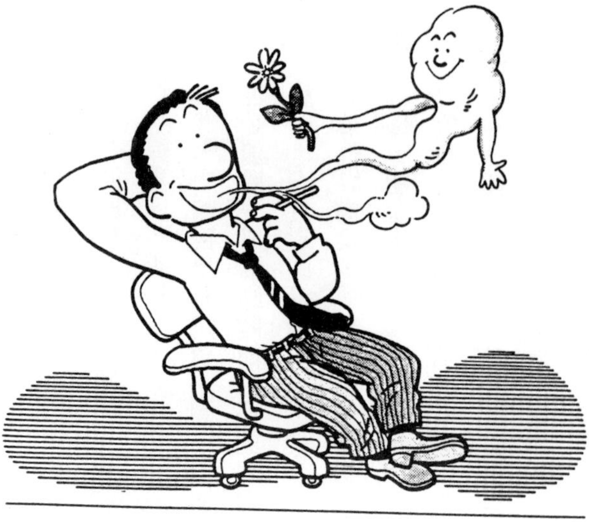

能夠放鬆的香煙，亦可產生「一利」

他們想要喝酒，我也不會強制阻止。

這些被允許喝酒的患者，並不會喝得爛醉如泥，造成宿醉。在家中吃美味的食物並小酌一番，則不會對精神造成不良的影響。此外，古人說「酒爲百藥之長」，的確能夠展現放鬆身心的效果。

過度的抽煙、喝酒，當然是百害而無一利。不過，如果百般的受到限制，則會造成負面的影響。少量的抽煙、喝酒，能使心情擁有餘裕，這樣才能夠感覺到生命的喜悅，同時也能夠提高自然治癒力。

抽煙以後，產生舒服感，這種優點就能夠彌補香煙的害處。

使身體舒適的運動能夠提升自然治癒力

任何人在適度的流汗後，都會產生一種爽快感。不用說，大家都知道適度的運動會對身體產生好的影響。一旦足腰的力量減弱，就會對大腦、小腦造成影響。因此，需要活動關節到某種程度，否則會導致關節衰弱。

另外，中國醫學有穴道之說，認爲在手腕與腳脖子處充斥著各種穴道。爲了刺激穴道，也必須要養成活動關節的運動習慣。

然而，不可對關節造成過度的負擔，平均活動整體的關節，才是重點所在。

前章曾經提及，運動的體力與自然治癒的體力，具有不同的概念，藉著運動彌補心、肺的力量，能產生快感。一旦感覺爽快，就能提升自然治癒力。事實上，運動與測量自然治癒力象徵的NK細胞的活動有密切的關連。像韻律操、走路、短暫的游泳等輕度運動，能夠提昇NK細胞活性。感覺「舒適」，就能夠提高NK細胞活性。自己能夠快樂的享受運動，同時保持身體的秩序，就能夠提高自然治癒力。

那麼，最好從事何種運動呢？打棒球需要場所與人，不能夠每天進行，故需選擇能夠悠閒且持之以恒進行的運動。可以打高爾夫球或散步，重點就是在自己能力範圍內悠閒的進行。

然而，過度運動會造成身體的負擔，如果因爲運動而使得身心俱疲，就會造成身體秩序的紊亂，使得自然治癒力減退。

另外，過度在乎成敗，會耗損神經，造成短命。因此，就自然治癒力的觀點而言，不要過於計較。

自然治癒力會影響精神狀態，故保持放鬆的姿態，享受運動之樂，才是明智之舉。

一週一次在大自然中接受陽光的洗禮

前面提及，盡可能攝取應時及當地生產的食物。同時，也要讓身體感受到季節。提高自然治癒力，指的就是要接近大自然的秩序。最好的方法，就是身處於大自然中。

然最近這一點似乎被遺忘了，人們大部分的時間都待在冷暖氣房内，孩子們寧可在家中打電動玩具，也不想從事户外活動。生活便利的代價，卻是我們距離大自然越來越遠了。因爲工作有時無法接近大自然，這是無可厚非的。不過，至少也要儘量的讓自己接近

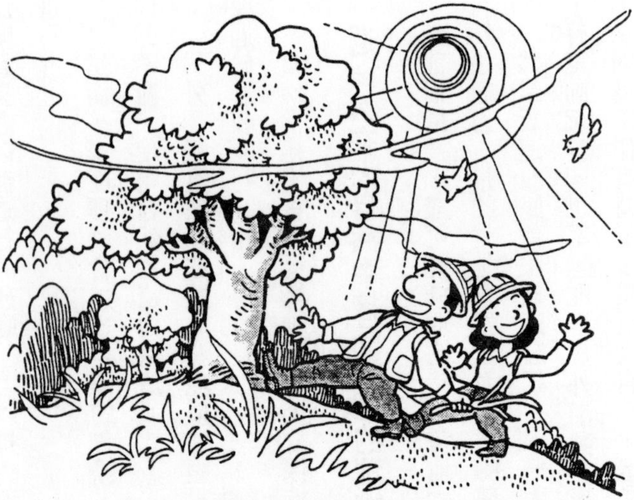

有時要認知自己是大自然的一員

大自然。一週一次置身於大自然中，也是很好的事情。

同時，也要注意街路樹木的變化，過著機械化的生活，想要察覺季節的變化是很難的。

此外，要養成早睡早起的生活習慣，最好在陽光燦爛的時間展現行動。人類細胞在夜晚十點左右開始交替。在這個時間帶喝酒或騷動，都是違反自然秩序的行爲。日出起床，到庭院澆花，會讓人感覺神清氣爽。

另外，也可以在房間裝飾花，哪怕只是一朵花，也能使枯燥乏味的房間湧現光彩。在爲花澆水時，感覺就好像給自己澆水似的，讓人生氣蓬勃。

將自己融入自然中，就能夠得到放鬆。生活機械化的現代人，原本就是動物，是大自然的一員。能夠認知到這一點，就能夠提升自然治癒力。

第三章

提升自然治癒力的方法？

1 提升自然治癒力的氣功是什麼？

氣功能治癒重病

在我的醫院中有讓患者自由參加的「氣功道場」，原則上是免費開放的。前面已有提及，要提升自然治癒力，就要使得「氣」依序正確的排列。所謂氣功，就是能夠直接達到這種效果的方法。

其中也納入中國醫學，但是很難以現代科學加以證明。西方醫學的世界，不承認氣功的人占壓倒性的多數。而我自己也很難以科學的方式來說明氣功。不過，在中國四千年的歷史之中，氣功確實展現了治病效果。

邵錦女士從中國到日本五、六年，她被視爲是治療萬病的超能力者，這在日本並不算是合法的醫療，同時也有人表示收費昂貴，故我向來並不表關心。

但是前一陣子製作了以她爲主角的特別節目，由於我被邀請擔任說明的工作，故必須

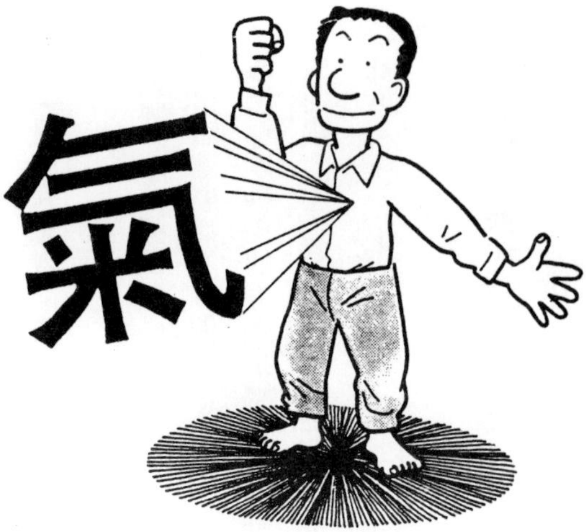

成爲中國醫學基礎的「氣」，是自然治癒力的基本

觀看有關她治療病患的錄影帶。令我訝異的是，在映像管中，她的能力超出我的想像之上。邵錦女士有如做體操一般，雙手向前伸出，患者加以模仿，有時會好像按摩似的接觸患者，只是這樣，就使原本無法步行的人能夠走路了，當然，患者不需要服藥，也未施加任何的道具，可是疾病卻逐漸痊癒。我只能說是邵錦女士發出了能量，使患者的自然治癒力發揮作用吧！

最近，這類的節目陸續登場，有的會煽動觀衆的恐懼心，有的則是看了之後教人噴飯叫絕。很多人認爲邵錦女士治療的畫面，只是一場騙局罷了。

但是，我認爲這是事實。很多患者經由

她的治療，而從長年痛苦的風寒或特應性皮膚炎中解放出來。另外那些因腦溢血而半身不遂的人，其機能也逐漸的復原。

邵錦女士並不以氣功師自居，其根本在於中國醫學，所進行的乃是氣功療法。將強力的「氣」灌注到患者的身上，就能夠調整偏差的氣的秩序，提高患者原本具有的自然治癒力。

所謂的「治療萬病」，並不是說能夠完全治癒所有的疾病。以邵錦女士的情形來看，並未介紹治癒癌症的實例。

即使想以科學的方式來闡明她的能力，則現代科學可能還是會說「不得而知」。像邵錦女士這類情形的存在，並非完全否定現代的西方醫學。但是，該節目的主持人最後的結論是，的確存在不同於西方醫學的其他醫學，而我確信，藉此能夠開闢新的醫療之路。

中國醫學的基本在於對自然治癒力產生作用

目前氣功已經掀起旋風。不僅在電視節目登場，同時也出版了很多氣功書。例如文化教室或市民講座等，也會設置氣功教室。在我醫院的「氣功道場」，也有病患參與，由此可知，氣功已逐漸得到衆人的認可了。這在本場中國也是相同的情況。近年來，人們對於氣功的關心度提高，希望借助氣功診療，希望學會氣功術的人增加了。

當然，氣功並非今天或昨天才發現的。在中國四千年的歷史中，被視爲健康法，或被當成精神修行的手段持續傳承下來。

氣功原本具有强烈的「秘傳」要素，多半是父傳子，子傳孫，代代相傳，並未普及於民間。可是，在五十年前，中國醫學中積極納入氣功，並出現以氣功爲醫療重心的醫院或教導氣功術的學校。而將氣功運用在醫療上，也的確展現驚人的效果，使得氣功霎時在世界上掀起旋風。

中國醫學有兩大主流。其一是「治療醫學」，亦即希望病人能恢復健康而使用漢方藥，針灸等療法。另一種是「養生醫學」，亦即在患病之前就促進健康、避免罹病。氣功和食養生都是屬於養生醫學的範疇。

如果要讓中國醫學來分類的話，則西方醫學應該算是治療醫學。雖然進行的是治療疾病的研究，但並未進行不罹患疾病的研究。因此，認爲患病之後只要服藥或就醫即可。但遇有萬一而就醫接受診治時，往往爲時已晚。

提及飲食，在中國有「醫食同源」的說法。目前國人追求美味與滿腹感。以往所謂「吃八分飽不必看醫生」的養生概念，已經被遺忘了。

關於氣功風潮，各方意見不同，但是我希望大家能夠重新拾回養生概念，平常就要關心自己的建康，這才是有效的方法。

氣功就是提升身體的秩序

在電視上出場的氣功師，經常會表演不接觸身體就能夠使對方彈起或撲滅距離較遠的燭火等絕活。因此，很多人視氣功爲一種超能力。氣功的確有這一方面的表現，但以醫學的觀點來看，它能使身體的內在產生變化。也就是氣功的目的並不是對外在的影響，乃是改變內在的狀態。

我自己也經常和患者們一起學習氣功，目前尚未學會使他人彈跳起來的技術。但是，體調變好，不易感冒，獲得健康。

前面所介紹邵錦女士的電視節目，在某大學附屬醫院的協助下，使用溫度記錄法，試

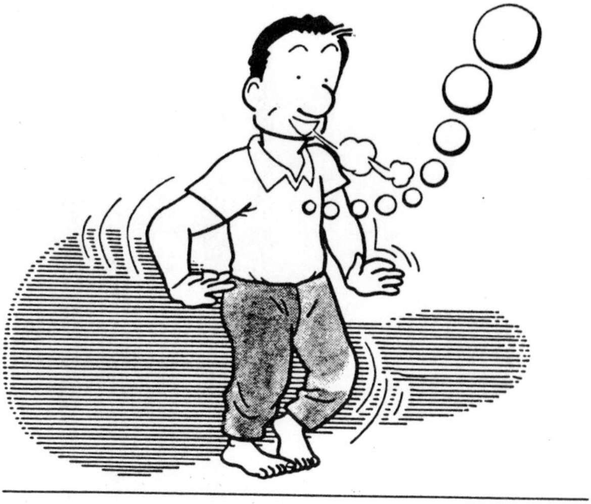

利用氣功能夠使「氣粒子」的排列恢復正常

著調查邵錦女士及接受治療的患者體溫。開始治療時，邵錦女士的體溫急速上升，患者的體溫也慢慢跟著上升了。

這意味著邵錦女士與患者體內產生了某種變化。而其他的氣功師在進行氣功時，體溫也會上升。以邵錦女士的情形來看，體溫在短時間內急速上升。以現階段的技術而言，不能分析出到底是何種變化？不過我有如下的想法：

前面提及，臟器與臟器的空間部分存在「氣」的粒子。

「氣」依一定的秩序排列，支撐身體正常的營運，但是當排列紊亂時，就會引起障礙，以疾病的形態表現出來。

氣功有所謂在宇宙充滿著「氣」這種生命根源物質的想法。這種「氣」進入人體內，循環之後再排到宇宙中。

在體內的「氣」應該維持適量，如果過與不足，就會造成循環停滯，對健康不利。氣功的目的，就是加以調整，因此有「養正氣」之說。

目前無法掌握「氣」的真相，應該可視爲是生命的能量。氣功則是爲了調整能量的秩序而產生的，可能因爲發散或吸收使體溫暫時上升吧！藉此就能對氣產生良好的作用，亦即能夠提高自然治癒力。

2　將氣功納入生活中能夠提升自然治癒力

氣功的基本是呼吸、心、姿勢

呼吸、心、姿勢是氣功的基本三要素。不需要什麼特別的能力或技術，只要加以調整，就能夠培養出正確的氣功法。將他人彈起的氣功，方法需要熟練，同時未必人人都能學會。但是如果要改善身體的內在，則任何人都能夠學會這一類的氣功。

但是，一定要正確的呼吸，姿勢擺正，摒除雜念。這三要素密不可分。

氣功有各種流派，其過程著眼於這三要素中的哪一項？只要將重點置於此來練習氣功，就能有所成就。有的流派認為不必過於拘泥呼吸或心的問題，有的流派則認為不必過於拘泥姿勢的問題。但是，我認為唯有求取三要素的平衡，氣功才能夠成立。

很多人對於三要素中的呼吸有所誤解，在此我想說明一下。在我們日常生活中，不論是否有意識到，呼吸都會反覆進行。可是在興奮時，呼吸會紊亂，頹喪時會自然的長呼短嘆。也就是說，呼吸會在惡意識之中受到感情的影響。相反的，如果下意識的調整呼吸，就能夠控制情感了。

我們所謂的正確呼吸，情形就有如深呼吸一般。韻律操最後進行的深呼吸，就是「大大的吸氣」，但卻未指示要如何吐氣。

深呼吸將重點置於吸氣，可說是西式的呼吸法。但是氣功的呼吸法並不注重吸氣，而是將重點置於吐氣，可說是東方式的呼吸法。不必刻意的注意吸氣，但是在吐氣時，要集中神經，慢慢地吐出最後一口氣息。

這個呼吸法的確具有科學的效果。在吐氣時，自律神經中的副交感神經占優勢。一旦副交感神經占優勢時，全身會朝休息方向前進，形成放鬆狀態。相反的，吸氣時，交感神經占優勢，會形成緊張狀態。例如高血壓患者利用東方式的吐氣呼吸法，就能夠使血壓下降。

此外，製造放鬆狀態，就能夠提高身體的秩序性，提升自然治癒力。在這一點上，氣功的呼吸法的確十分合理。

最好能將氣功納入生活中

著名心理學家南博先生也主持氣功團體，在中國學習氣功，並且將氣功老師帶到日本，教導學生練習氣功。前些日子，我應某家健康雜誌的要求，以氣功爲主題，和南博先生對談。

年屆八十的南博先生，看起來非常年輕，肌膚富於光澤，擁有美麗的膚色。請教他養身的秘訣時，他豪邁的笑著回答說：「既然是氣功的對談，那麼我就回答氣功好了。」事後他表示，因爲忙碌，無法每天勤練氣功，只於睡前從事二十分鐘簡單的放鬆功。然而，這種生活卻能夠提升南博先生的自然治療力。

此外，在星期日早上到公園散步時，會看到一些做體操或打太極拳的人，這些人幾乎都很關心健康的維持。每天實行，需要强大的意志力。與其如此，還不如將氣功納入生活中，在無意識之中，每天實行氣功，才是最好的方法。與其一週一次到氣功教室去練一小時的氣功，倒不如每天花十分鐘既定的方向持續前進較好。

一邊享受氣功之樂，一邊進行氣功，這是重點所在。氣功，並不是與他人競爭或提

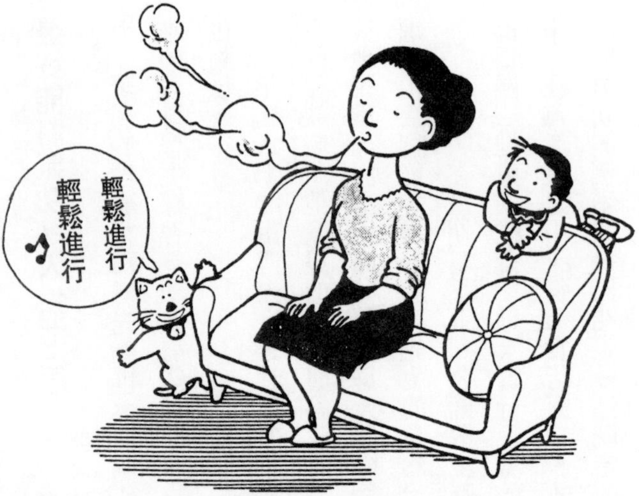

在每天生活中納入氣功

升技術的行爲，也不是要鍛鍊肌肉或運動神經。如果不能以此爲樂，就不能夠持之以恒，甚至會導致在壓力積存。所謂，「繼續才能成爲力量」，過度刻意的進行，會造成反效果。

把氣功當成日課一般來進行，藉此就能產生清爽、清醒的快感。如果把每天練氣功當成「理所當然」的事情，放鬆全身力量，那麼，就能產生輕快感。如此一來，學習氣功就能夠成爲一大樂事，對生活而言，這也是不可或缺的要事。

在不久之前，曾以靠自己的力量保持健康，提高自然治癒力爲課題，舉辦國際性的學會。包括來自西方的自律神經訓練法或來自日本的禪寺，提出各種的報告。而我認爲其中最簡便的方法應該算是氣功。

當然，要成爲專業的氣功師，需要接受嚴格的訓練，若是要利用氣功來提升自然治癒力，以保持平常健康爲目的的話，則不必過於努力的修行，或擁有訓練的意識。不要認爲必須歷經通苦，才能夠到達一定的水準，以散步般的悠閒心境來進行即可。同時，要持之以恒。經過數年之後，你就會發現自己已經進入很高的境界了。

與他人一起練習氣功

很多人都問我：「我想學習氣功，但是不知道該如何去做？」雖然目前盛行氣功風潮，但是有關學習方法的情報仍然缺乏。

我認爲最好的方法，就是與他人一起學習氣功。雖有很多書和教學錄影帶上市，但是要單獨學習並不容易，只能當成輔助工具來使用。目前各地都有氣功教室，像文化教室或市民講座，也設置了氣功的講座，因此，能夠輕易找到學習氣功的場所。

要學會好的氣功，首先需要好的指導者。有的氣功師教學態度並不認真，這點需要注意。氣功的效果，從外觀上是看不到的。此外，以現階段的科學也難做理論性的說明，因此根本就沒有判斷的基準可循。那麼，應該如何選擇氣功師呢？

首先，不要過度重視指導者本身氣功的能力。名選手不一定得自名教練的真傳，技術的優劣本身不是問題。我所建議的氣功，並不是使人彈起或以撲滅燭火爲目的而進行的氣功，主要是爲了提高自己身體的自然治癒力，因此，不需要表現於外的「神奇」。

最重要的是，該指導者對於氣功所抱持的想法爲何？是否擁有正確的人生觀。氣功並非展現技巧給他人看，而是要自己探索自己的路，光是追求技術的人，不適合當指導者。

當然，此人是否謙虛，也是重點之一。這與醫生的看法是互通的，認爲自己的作法是唯一、絕對的，不承認他人作法的人，不適合當一位指導者或醫師。氣功並非一味的研究如何到達頂點，而必須藉著反覆切磋琢磨不斷的提升水準。

固執己見、傲慢的指導者，是不合格的。當然，自己曾擁有正確的方法論，然也要虛心求教，接受其他的好觀念或好作法，指導者需要擁有這種柔軟的態度。

同時，收費是否合理，也是一個評斷的標準。當然，也有收費昂貴但教學認真的氣功指導者，然而這畢竟是少數。

找到好的氣功指導者之後，不僅在教室練習，每天在家中也要復習。最初可能會怠忽練習，但要想辦法養成習慣。通常是三個月或半年一次到教室學習即可。

當然，不間斷的學習是很好的，但也必須要將氣功納入生活中，因此「每天輕鬆的進行」，才是最重要的。

學習簡單的氣功法

跟著指導者學習氣功是最好的，但是也許附近沒有指導者，或是沒有時間去學習。因此，爲這些人介紹從今天就可以開始實行的簡單氣功法。

這就是「緩息」呼吸法，乃調和道丹田呼吸法中的息法之一。慢慢地吐出氣息，放鬆身體的力量，將上半身朝下半身收縮似的吐氣，進行三次；到第三次時朝前傾斜將剩下的氣息吐盡。

只要這樣做即可，不需要特別的技術，重點在於如何放鬆上半身的力量，放鬆心窩。如果能掌握心窩以上的上半身朝向骨盤落下的感覺就ＯＫ了。

將重點置於吐息的緩息，是東方式的呼吸法，先前說過只要氣粒子的排列正確，便能調整身體的秩序，提高自然治癒力。而且也具有促進頭腦功能旺盛的效果。

人類的腦中有無數的神經細胞進行情報的處理，傳遞某個神經細胞的情報到其他神經細胞的是神經傳達物質。進行緩息時，能夠使神經傳達物質的分泌活躍，情報傳達順暢。也就是頭腦的運轉迅速之意。

提到氣功，很多人總想像到如太極拳般複雜運動手腳的動作，不過，其實像緩息這種不需用到手腳的氣功也存在著。

而且是隨時隨地都可以進行的方法，值得一試！

一天進行五、六次，上班族可以在外出工作前做一次，到公司開始工作做一次，午休時做一次，三點的下午茶時間做一次，回家以後做一次，就寢前做一次就夠了。即使外出時坐在車上，或坐在公園長椅上也可以進行，重點在於把它當成每天的習慣來進行。

當然，緩息並非上班族專用的氣功。經常使用頭腦的考生也很合適，同時可以活用作爲預防老人痴呆的方法。

提高自然治癒力的氣功（緩息）的作法

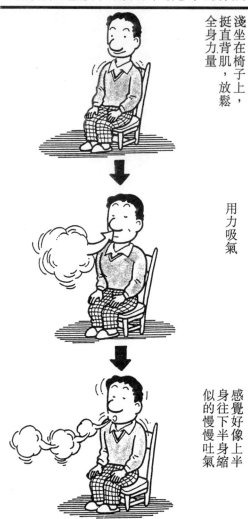

淺坐在椅子上，挺直背肌，放鬆全身力量

用力吸氣

感覺好像上半身往下半身縮似的慢慢吐氣

3 利用呼吸的方式提升自然治癒力

呼吸是與大自然秩序的接點

呼吸幾乎與所有日常生活的行爲都有關，人類由生到死一直無休止地呼吸。呼吸這種生物體的活動，的確很不可思議。而另一種和呼吸一樣，由生到死不斷進行的活動，就是心臟的跳動。心臟是由一種稱爲不隨意肌的肌肉，進行與自我意識無關的反覆運動。呼吸可按照自己的意識加快或放慢，甚至暫時停止。所以呼吸是能夠由意志控制的活動，但是我們平常不必下意識的「呼吸」，而且熟睡時也能持續呼吸。

關於呼吸的構造，可用科學的加以說明，但是我不想著重這些表面的解釋，而想掌握更深層部分的呼吸。當人類建立了高度文明社會時，喪失許多自然界的生物本能。自然治癒力就其中之一，原本我們放任不管就能治好的疾病，現在卻必須藉著科學力量加以克服，身體也變得越來越衰弱。呼吸是人類還殘留著的本能活動之一，如今亦已岌岌可危

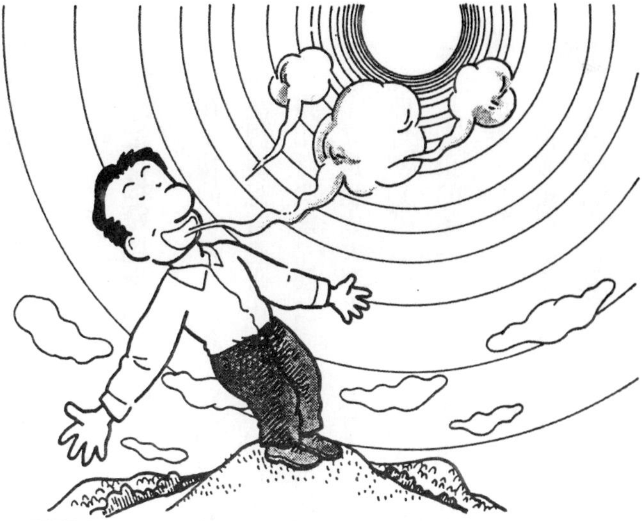

呼吸是與大自然生命力的接點

了！

例如，當我們緊張、焦躁時，呼吸會變得淺促。這不能算是充分呼吸，只是暫時的現象而已。可是現代社會中含有許多使呼吸不充分的要素，因此平常的呼吸也會變得淺促。如此一來，會造成身體秩序的紊亂，降低自然治癒力，而產生某些弊端。

反過來說，下意識調整紊亂的呼吸以提高自然治癒力，就能增强對抗疾病的抵抗力。實際上就有人藉著改善呼吸法，而與長年困擾的疾病訣別。

生物全都生存於自然之中，與自然秩序呼應而進行生物體活動。人類也不例外，如今人類與自然的接點逐漸縮小。呼吸成爲人類與自然秩序結合的珍貴接點之一，假使再放棄會有什麼結果呢？相信不需我說各位也能知道。

呼吸法也是氣功之一

在氣功的項目中爲各位說明過「緩息」呼吸法，與之類似的還有「丹田呼吸法」。或者應該說緩息就是丹田呼吸法的一種更爲適切。

丹田呼吸法是臨濟宗中興之祖白隱禪師所留下的書籍中記載的方法，並非什麼特別的方法，只是躺成大字形，將氣息吐盡，同時讓「氣」充滿於臍下丹田、腰、腳、腳底等下半身即可。必須一邊充滿「氣」，一邊將意識集中於臍下丹田，心中默念：「這是我的故鄉，是真正的臉，是我的阿彌陀佛，是淨土」，便能夠進入其中，書中記載著的確像禪宗僧侶的話。

僅僅看書可能不知道具體作法爲何，後世的人則自己加以解釋，而確立了當成實踐養生的丹田呼吸法。並且加上手腳的動作。不過，我認爲白隱禪師所記述的單純呼吸法便已經足夠了。

先前提過，他在年輕時曾罹患肺結核，藉著呼吸法克服疾病，享壽八十四歲高齡，而以自己的經驗展現成果。

尤其是將意識集中於臍下丹田，究竟是怎麼一回事呢？白隱禪師的記述爲「進行這樣的呼吸，就能產生與虛空的一體感」。也就是說，禪師將丹田空間想像爲「場」，而致力於丹田空間和宇宙的結合。藉著將宇宙秩序納入身體中來調整身體的秩序，我認爲這就是禪師所說話中的意義。當然也是提高自然治癒力的方法。

先前曾說過呼吸、心、姿勢是氣功的三要素。丹田呼吸法雖不能稱之爲氣功，但卻重視吐息，集中意識，摒除雜念，維持放鬆的姿勢，三要素可說全部存在，基本上與氣功相同。這也是我將緩息視爲氣功之一的理由。

利用此種呼吸法提升自然治癒力

最近有一位因嚴重失眠症與精神不安定而煩惱的患者來到我這兒。此人三十五歲，爲證券營業員，當泡沫經濟崩潰時，顧客不斷湧進證券行向他發牢騷，可能因爲這種脅迫觀念造成失眠，無法再回復原先的精神狀態，因而至神經科醫院就診。醫院給他鎮靜劑及安眠藥，使他能睡得很好，但因藥物副作用令他白天頭腦痴呆，無法工作，只好停止服用藥物。結果，又再次受到失眠症及精神不安定的侵襲，在束手無策之際，聽說了我的醫院而來就診。

這位患者一開始對我說：「請給我没有副作用的藥物！」但我對他的要求只有一項，那就是實施正確的呼吸法。患者不安的說：「這樣就能治好嗎？」不過仍然相信我而持續治療。三個月後臉上很有元氣的來到醫院，高興地報告說已經痊癒了。

呼吸是天然的鎮靜劑。當精神動搖時呼吸紊亂，而只要調整紊亂的呼吸，心情的動搖便能平靜。不僅及於精神面，藉著正確的呼吸也能提高自然治癒力。藥物雖然具有速效性，但持續服用則效力會減弱，而且必須擔心副作用的問題。況且經常服用藥物，會抹殺了上天所給予的自然治癒力。藥物只能作爲緊急時的非常手段，其他則應更活用天然鎮靜劑才行。

在此之前曾説明過緩息與丹田呼吸法，現在再介紹一個能提高自然治癒力的呼吸法，就是安德魯·瓦爾博士的呼吸法。

首先，挺直背部，坐在椅子上或地上，接著將舌尖輕置於上前齒內側、齒與肉的交界

提高自然治癒力的呼吸法

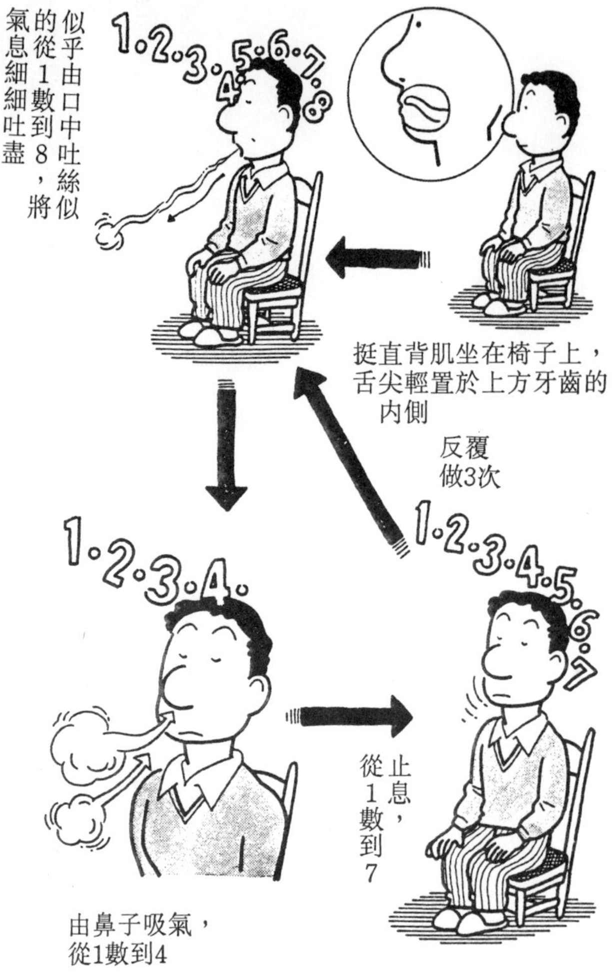
挺直背肌坐在椅子上，
舌尖輕置於上方牙齒的
內側
1.2.3.4.5.6.7.8
似乎由口中吐絲似的從1數到8，將氣息細細吐盡
1.2.3.4.
由鼻子吸氣，
從1數到4
1.2.3.4.5.6.7
止息，從1數到7
反覆
做3次

處，從口中好像吐絲似的將氣息細長地吐出，然後再由鼻子慢慢吸氣，從1數到4，停止呼吸，從1數到7，最後將氣息緩慢由口中吐出，從1數到8，再重複三次吸4、止7、吐8的呼吸。

剛開始可能會感到有點痛苦，但習慣之後，在進行這4次呼吸時就會感覺意識改變了。吐氣時覺得心情舒暢。只要一天進行此呼吸幾次，每天實踐，便能提高自然治癒力。

4 瞑想能提升自然治癒力

瞑想也能達到與氣功相同的效果

中國有氣功及太極拳，印度則有瑜伽及瞑想。瑜伽曾經非常流行，而最近比較方便的瞑想很受人矚目。瞑想可分爲許多流派，其中不需特别修行的瞑想法，在世界上廣爲流傳。

所謂瞑想，簡單的説就是在腦海中幻想。人類今日所創造的文明社會，就是幻想的恩賜物，這是我在某本書中看到的説法。幻想力是上天給予人類的優越能力之一。

不論是誰都有沈溺於幻想中的經驗。幻想到無法去的地方、幻想約會時二人的談話。在無意識中想像許多脱離現實的事物。

雖然並非現實，但會讓人覺得很舒服，或是很憂鬱。應用這個「原理」，藉著幻想來控制自己的心靈狀態，讓心處於最佳狀態中，這就是瞑想。

瞑想也具有呼吸、心、姿勢三要素，與氣功共通。調整三要素而利用氣功調息、調心、調身，而將重點置於調心的就是瞑想。由此觀點看來，將重點置於調身的太極拳也算是一種氣功。

氣功具有提升自然治癒力的效果，瞑想也和太極拳及瑜伽一樣有同樣的效果。實際上，我觀察科學資料，想知道氣功、瞑想、太極拳、瑜伽對身體會造成何種影響之後，發現會出現類似的變化。

例如，神經傳達物質血清素。不僅具有神經傳達功能，也有調節血液凝固程度、調節消化機能等重要作用，對生命而言有重大貢獻。練氣功能夠使血清素分泌旺盛，瞑想、太極拳、瑜伽也能得到同樣結果。

前章曾說明到的NK細胞這種淋巴球，藉由氣功、太極拳、瑜伽、瞑想都能使其活性化。NK細胞有對抗癌症等惡性腫瘤的功能。利用氣功提高自己的自然治癒力，便能治好癌症，這的確具有科學根據。

不論是氣功、太極拳、瑜伽、瞑想等，任何一項皆能提高自然治癒力。選擇適合自己的來進行較好，但是每天要輕鬆愉快的持續進行。由此觀點看來，瞑想可說是最輕鬆的一

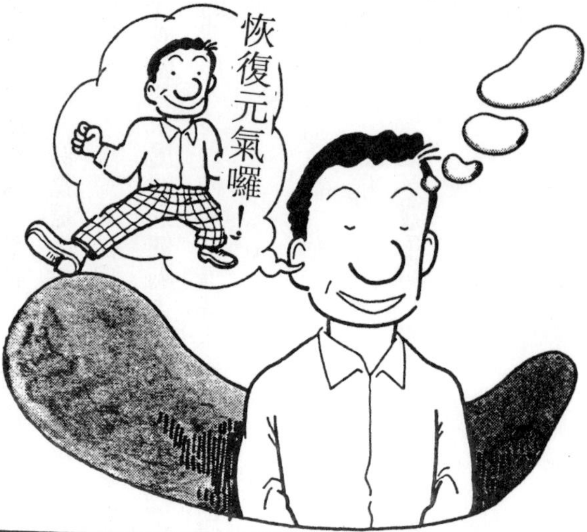

藉著想像瞑想可打破困難的現實

項，最適合當成練氣功的前階段方法。

幻想超越現實

在運動世界中，有一種稱爲想像訓練的練習法。强烈想像自己成功時的情形，就能去除多餘的緊張，身體亦可自然活動。瞑想也是同樣的情形。在治療醫學的世界，經常會納入瞑想診療。

利用瞑想來想像疾病痊癒的情形，就可使得疾病逐漸好轉。但是並非以此治病，而是想要治好疾病的心情是病人共有的想法。所以只要這麼想，就能治好疾病，既不需要醫生，也不需要藥物了。

的確，利用想像療法並沒有辦法使所有

的疾病都減輕。不過，先前說過，心理狀態會帶給自然治癒力極大影響。如果能巧妙控制心靈，擴展想像，實際上就能使病情逐漸痊癒。

其代表例就是由賽門敦博士所提倡的「賽門敦療法」，也就是藉著想像「白血球攻擊癌細胞」之方法來治療癌症。當然患者無法正確想像白血球與癌細胞，因此，將白血球想像成騎著白馬的强健騎士，將癌症細胞當成懦弱、行動遲鈍的敵人，想像騎士擊潰癌細胞的情形。巧妙描繪出這些印象，就能使白血球功能活性化，而停止癌症的進行或使得癌細胞縮小。

經常有人說「病由心生」。擁有强烈意志，就不會罹患疾病，即使罹患疾病時，也只要存著「一定能治好」的念頭，不需依賴藥物及醫生就能克服疾病。感冒時，只要這麼做就夠了，如果是嚴重的疾病，更需要積極明確的想像。因此，即使被醫生宣告放棄，也不要放棄想像克服疾病的情形，就算不治之症，都有可能會治好。可見幻想的確能超越現實。

但是想要培養出能戰勝重病的强烈想像力，並不是一件容易的事情。就算你用想像描繪「擊潰癌細胞」，但內心卻擁有「可能還是無法得救吧！」的不安，這樣便無法產生效果。詢問利用瞑想克服疑難重病的患者，其體驗談為：一開始大都不能好好的想像，或者擁有錯誤的想像，而無法產生治療效果，或者反而使疾病更加惡化，所以還是接受專家指導較好。

平常可以進行提高想像力的訓練。瞑想是最好的方法。持續瞑想，自然能描繪出正確想像。如此一來，在遇到萬一的情況時，立刻能使想像療法發揮作用，而立刻提高自然治癒力，趕走疾病。

這種想像能提升自然治癒力

瞑想並沒有所謂最後界限的到達點，越深入加以研究，越能探索到意識深處，是很難用言語說明的境界。當然，要到達極高境界，需要相當的修行，如果只是想提高自然治癒力、維持健康的瞑想，則不需達到這種境界。和氣功一樣，只需納入日常生活中，輕鬆的進行即可。

在此向各位介紹自己一人就能簡單進行的具體瞑想法。首先是為引出自然治癒力而進行的「自我傾聽想像法」。這是想像自己的疾病治好、得到健康的樣子。一開始以輕鬆的姿勢坐著，或是仰躺，然後進行輕鬆的呼吸，想像自己陶醉於大自然中的姿態，好好的欣賞周遭風景。在溫暖的陽光下，想像自己的身心都痊癒了。手腳非常溫暖，覺得好像被金色陽光包住似的舒服。

接著再由上空眺望自己在自然中「健康的活著」之姿態。最後想像自己正在做「想做的事」之姿態，再慢慢的睜開眼睛，進行這個瞑想，就能產生疾病好像已經完全治好的感覺，而增强自然治癒力。

接下來爲各位介紹促進意識成長的「象徵瞑想」。首先背部挺直，坐下，輕鬆呼吸，使得情緒穩定。輕輕閉上眼睛，集中意識於自己所選擇的話語或象徵。在話語方面，可以選擇讓自己平靜的話，如「好安靜」「好輕鬆」；象徵方面，可選擇在心中描繪的自然風景等。好像凝視畫或照片十分鐘的感覺，只要一直想像這些話語或象徵即可。中途可能會出現一些心靈紊亂的狀況，但還是要重新回到自己所選擇的話語或象徵。

據説「所有的恐懼都根源於死亡恐懼」，而克服這種恐懼而體驗「現在這個瞬間」之生的方法，便是「死的想像法」。首先以舒服的姿勢坐下，充分放鬆後慢慢閉上眼睛；接著的二十分鐘，假設自己已經知道要迎向死亡，詳細想像在這二十分鐘內自己所做的事。

提高自然治癒力的自我傾聽想像法

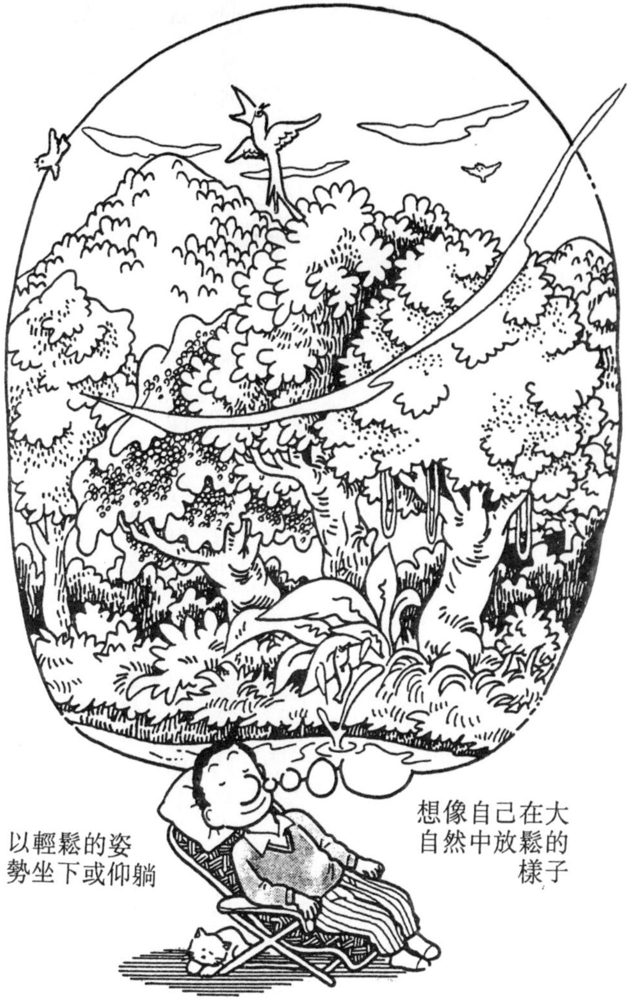
以輕鬆的姿
勢坐下或仰躺
想像自己在大
自然中放鬆的
樣子

最後慢慢的張開眼睛。

重複這個想像，便能從死亡的想像中反而體會到生命的珍貴。因此而產生「想要活著」的強烈意志。

除此之外，還有各種瞑想法，總之，最重要的是要能夠更具體的想像。一開始可能很困難，不過要做到閉上眼就有清楚的印象浮上來才好，反覆嘗試之後就會習慣。不必將之當成日課每天進行，由於是控制心靈的作法，只要想做時再進行即可。

5　什麼是提升自然治癒力的放鬆

放鬆是壓力的相反詞

我們常說「想要放鬆」你知道放鬆狀態究竟是怎樣的狀態嗎?很難有正確的認識。所謂放鬆，就是「鬆弛」的意思，讓身心都達到鬆弛狀態便是放鬆，這樣的說明，也許各位還無法實際感受。

那麼，我就說「放鬆是壓力的相反詞」，你覺得如何呢?壓力是現代人經常實際感受到的，而放鬆則是其相反的狀態，這樣說也許能夠使印象更加明確吧!

「放鬆是壓力反應的相反狀態」，這是心臟專家、壓力學家哈巴特、班森博士所說的話。當身體放鬆，心情平靜下來時，就會覺得很舒服。呼吸變得緩慢、深沈，心臟跳動規律、正常，血液能夠送達身體各個角落。肌肉放鬆，荷爾蒙平衡、穩定，代謝也會降低。這的確是與壓力狀態完全相反的狀態。

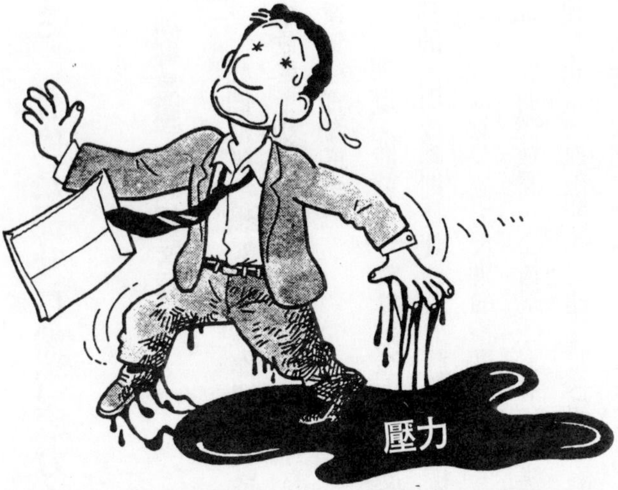

當放鬆與壓力的平衡崩潰時，身體的秩序會隨之混亂

如果能夠下意識的誘導出這些反應中的任何一種，就能自然出現一種放鬆狀態，這即爲博士的想法。

在這樣的狀態下，身體秩序穩定，便能提高自然治癒力。先前曾就呼吸法、瞑想、氣功等各種方法爲各位探討過，結果就是爲了製造出這種放鬆狀態來。

假使活在一個完全沒有壓力的社會，反而會無法放鬆的。

但是，在壓力持續增大的現代社會，若不下意識進行放鬆，壓力和放鬆的平衡便會崩潰，造成身體秩序的混亂。應該意識「因爲忙碌而必須這麼做」，而不是推說「因爲忙碌而做不到」。

一天花十分鐘創造「放鬆時間」

詢問上班族「爲了消除壓力而會作哪些放鬆活動呢？」答案大都是喝酒或唱卡拉OK、打高爾夫球等。

只要是按照自己的意識、因爲覺得快樂而去從事這些活動，的確可以得到放鬆效果。但是其中有很多人是爲了「交際應酬」、爲了工作而不得不去從事。勉强使自己得到快樂，假裝很快樂的樣子，反而會使得壓力積存而奪去自然治癒力。

此外，假使不是先前所說的瞑想世界，而是實際上到大自然中去，當然是很好的放鬆法，但是這並非隨時隨地都可以做到。尤其住在都市附近的人，想要身處大自然之中是頗辛苦的事情。

在此，教導各位簡單且每天都可持續的放鬆法。最好能每天創造十分鐘的放鬆時間，以下便爲各位介紹：

坐在椅子上或仰躺皆可。首先進行二、三次深呼吸。然後雙手慢慢握拳，在吐氣時慢慢放鬆拳頭。感覺雙肩上抬到耳朵似的，讓肩和脖子儘量保持緊張，然後在吐氣時慢慢放鬆，再將背部儘量往後仰，再在吐氣時放鬆背部；然後慢慢吸氣，在吐氣時由腳尖到頭頂找出體內的緊張及凝痛處。依照同樣的要領，再從頭頂到腳尖探索出不安、擔心、焦躁等各種想法，完全吐盡。

讓緊張與鬆弛交互進行，如果有時間，則腳、臀部、腹部、臉等身體各部位，都可以按照前述要領使其緊張、再放鬆。此即爲在調心、調息、調身中，將重點置於調身的方法。

我會建議來到本院的患者進行放鬆法及氣功等，他們的回答大都是「沒時間去做」。尤其是忙碌的上班族，經常早上慌慌張張的走出家門，甚至珍惜用餐時間拼命工作，晚上還要加班，根本就是「毫無溝通」。回家以後累得倒頭就睡，像這樣的生活，真是抽不出十分鐘、二十分鐘時間。

但是我在這兒所介紹的方法，不需要任何準備，不需要選擇場所。無論在家中、在公司、在電車上，想做時隨時可以進行。而且這十、二十分鐘的時間足可抵得上二小時的睡眠休息。

最重要的是要相信的確有效，而且願意嘗試，才能夠達到效果。

6 提升自然治癒力的環境

創造能放鬆的環境①——視覺

想要提高放鬆法的效果，創造能夠放鬆的環境也非常重要。環境就是指人類透過五感吸收情報的場，在此針對五感中的視覺、聽覺、觸覺爲各位說明一下「好的環境」。此外，這些環境不僅用於放鬆時，也可以當作家庭或工作場所的環境供各位參考。

在視覺方面，應避免周圍是純紅或純白的狀況。鬥牛在看到紅色時會感到興奮，人類也是同樣情形。紅色是會使人心情焦躁的顏色。如果待在一個塗滿紅色的房間裡，人的心情也會不穩定。而且紅色不僅對視覺，也會對皮膚造成刺激。

而塗成白色的病房也不好。實際上白色會產生不安感及孤獨感。最近，一般家庭與其選擇日光燈的白光，還較願意採用電燈泡的黃光，這就是本能迴避白色世界的表現。

到底環境較適合什麼顏色呢？最好的是原木色。在鋼筋水泥建築物中選擇原木色傢

提高自然治癒力的放鬆環境

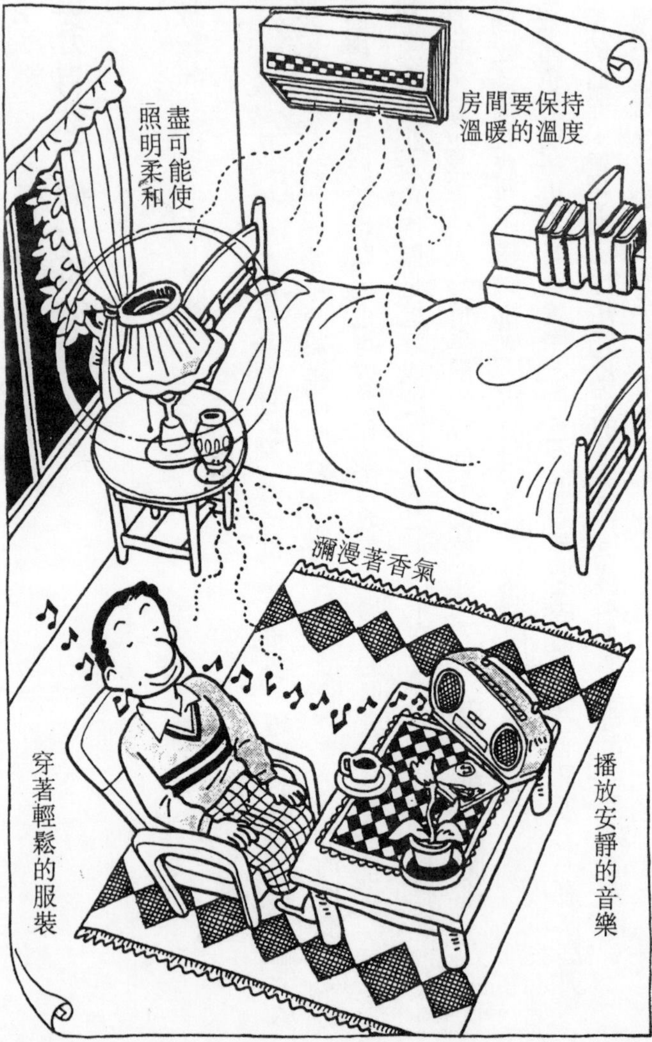
穿著輕鬆的服裝
播放安靜的音樂

俱，就會使得氣氛煥然一新，不只因爲其通氣性及看起來感覺很好，而且原木也具有使人心情平靜之作用。

完全被原木包圍，如果有困難，則可以選擇類似的茶色、綠色也不錯。

爲了在夜晚達到放鬆效果，最好不要待在被日光燈照亮的房間裡，應該以照明營造昏黃的氣氛爲佳。

創造能放鬆的環境②——聽覺

我們平常身處於被聲音包圍的生活中。只要閉上眼睛就什麼也聽不見，但是想要堵住就很困難。不管你喜不喜歡都經常會聽到一些聲音。

聲音對身心的影響，自古以來便大受注目。像原始治療使用的咒術及祈禱都有音樂，而在希臘、中國等古代文明國家，在進行高貴人士的療養、養生時，也都會奏樂。

當西方醫學發達，了解身體的構造之後，認爲音樂與治療没有關係，但最近卻發現二者之間的確有關。藉由音樂療法，利用各種實驗知道何種音樂對何種疾病有效，這些事實已經被了解。而且歐美的醫院中有專門的「音樂療法師」，配合各種患者讓他們聆聽不同的音樂。

在日本的醫院，手術中播放音樂、或讓患者聽喜歡的音樂之療法也開始實施了。藉之提高本人的自然治癒力。而這種方法也可以應用在日常生活中，帶著疲勞回家以後，靜靜的聆聽一些古典音樂或節奏單調的音樂，就能夠消除疲勞。

創造能放鬆的環境③——觸覺

以前曾經做過以下的實驗。將早產兒分為二組，在十天內，一天三次，每次十五分鐘對其中一組的小孩進行愛撫；另一組則只放在保溫箱中。結果得到愛撫的一組早產兒成長迅速，一天增加百分之五十的體重。也就是早產兒藉著愛撫而產生了能量，得到自然治癒力。

由此可知，我們的自然治癒力當然與觸覺有關。和人相處、和外界接觸都會影響到身心。此外，親子、戀人、夫婦等，若身體不常接觸，會產生不安感而容易罹患疾病。

想要得到放鬆狀態，就要經常與這些人接觸，或者是想像這些人。藉著觸覺而得到自然治癒力，這樣的例子並不少。

大展出版社有限公司	圖書目錄
地址：台北市北投區11204 致遠一路二段12巷1號 郵撥： 0166955～1	電話：(02) 8236031 8236033 傳真：(02) 8272069

・法律專欄連載・電腦編號 58

台大法學院 法律學系／策劃 法律服務社／編著

①別讓您的權利睡著了[1]	200元
②別讓您的權利睡著了[2]	200元

・秘傳占卜系列・電腦編號 14

①手相術	淺野八郎著	150元
②人相術	淺野八郎著	150元
③西洋占星術	淺野八郎著	150元
④中國神奇占卜	淺野八郎著	150元
⑤夢判斷	淺野八郎著	150元
⑥前世、來世占卜	淺野八郎著	150元
⑦法國式血型學	淺野八郎著	150元
⑧靈感、符咒學	淺野八郎著	150元
⑨紙牌占卜學	淺野八郎著	150元
⑩ＥＳＰ超能力占卜	淺野八郎著	150元
⑪猶太數的秘術	淺野八郎著	150元
⑫新心理測驗	淺野八郎著	160元

・趣味心理講座・電腦編號 15

①性格測驗１	探索男與女	淺野八郎著	140元
②性格測驗２	透視人心奧秘	淺野八郎著	140元
③性格測驗３	發現陌生的自己	淺野八郎著	140元
④性格測驗４	發現你的真面目	淺野八郎著	140元
⑤性格測驗５	讓你們吃驚	淺野八郎著	140元
⑥性格測驗６	洞穿心理盲點	淺野八郎著	140元
⑦性格測驗７	探索對方心理	淺野八郎著	140元
⑧性格測驗８	由吃認識自己	淺野八郎著	140元
⑨性格測驗９	戀愛知多少	淺野八郎著	160元

⑩性格測驗10　由裝扮瞭解人心　淺野八郎著　140元
⑪性格測驗11　敲開內心玄機　淺野八郎著　140元
⑫性格測驗12　透視你的未來　淺野八郎著　140元
⑬血型與你的一生　淺野八郎著　160元
⑭趣味推理遊戲　淺野八郎著　160元
⑮行爲語言解析　淺野八郎著　160元

・婦 幼 天 地・電腦編號 16

①八萬人減肥成果　黃靜香譯　180元
②三分鐘減肥體操　楊鴻儒譯　150元
③窈窕淑女美髮秘訣　柯素娥譯　130元
④使妳更迷人　成　玉譯　130元
⑤女性的更年期　官舒妍編譯　160元
⑥胎內育兒法　李玉瓊編譯　150元
⑦早產兒袋鼠式護理　唐岱蘭譯　200元
⑧初次懷孕與生產　婦幼天地編譯組　180元
⑨初次育兒12個月　婦幼天地編譯組　180元
⑩斷乳食與幼兒食　婦幼天地編譯組　180元
⑪培養幼兒能力與性向　婦幼天地編譯組　180元
⑫培養幼兒創造力的玩具與遊戲　婦幼天地編譯組　180元
⑬幼兒的症狀與疾病　婦幼天地編譯組　180元
⑭腿部苗條健美法　婦幼天地編譯組　180元
⑮女性腰痛別忽視　婦幼天地編譯組　150元
⑯舒展身心體操術　李玉瓊編譯　130元
⑰三分鐘臉部體操　趙薇妮著　160元
⑱生動的笑容表情術　趙薇妮著　160元
⑲心曠神怡減肥法　川津祐介著　130元
⑳內衣使妳更美麗　陳玄茹譯　130元
㉑瑜伽美姿美容　黃靜香編著　150元
㉒高雅女性裝扮學　陳珮玲譯　180元
㉓蠶糞肌膚美顏法　坂梨秀子著　160元
㉔認識妳的身體　李玉瓊譯　160元
㉕產後恢復苗條體態　居理安・芙萊喬著　200元
㉖正確護髮美容法　山崎伊久江著　180元
㉗安琪拉美姿養生學　安琪拉蘭斯博瑞著　180元
㉘女體性醫學剖析　增田豐著　220元
㉙懷孕與生產剖析　岡部綾子著　180元
㉚斷奶後的健康育兒　東城百合子著　220元
㉛引出孩子幹勁的責罵藝術　多湖輝著　170元
㉜培養孩子獨立的藝術　多湖輝著　170元

㉝子宮肌瘤與卵巢囊腫	陳秀琳編著	180元
㉞下半身減肥法	納他夏・史達賓著	180元
㉟女性自然美容法	吳雅菁編著	180元
㊱再也不發胖	池園悅太郎著	170元
㊲生男生女控制術	中垣勝裕著	220元
㊳使妳的肌膚更亮麗	楊　皓編著	170元

・青春天地・電腦編號 17

①A血型與星座	柯素娥編譯	120元
②B血型與星座	柯素娥編譯	120元
③O血型與星座	柯素娥編譯	120元
④AB血型與星座	柯素娥編譯	120元
⑤青春期性教室	呂貴嵐編譯	130元
⑥事半功倍讀書法	王毅希編譯	150元
⑦難解數學破題	宋釗宜編譯	130元
⑧速算解題技巧	宋釗宜編譯	130元
⑨小論文寫作秘訣	林顯茂編譯	120元
⑪中學生野外遊戲	熊谷康編著	120元
⑫恐怖極短篇	柯素娥編譯	130元
⑬恐怖夜話	小毛驢編譯	130元
⑭恐怖幽默短篇	小毛驢編譯	120元
⑮黑色幽默短篇	小毛驢編譯	120元
⑯靈異怪談	小毛驢編譯	130元
⑰錯覺遊戲	小毛驢編譯	130元
⑱整人遊戲	小毛驢編著	150元
⑲有趣的超常識	柯素娥編譯	130元
⑳哦！原來如此	林慶旺編譯	130元
㉑趣味競賽100種	劉名揚編譯	120元
㉒數學謎題入門	宋釗宜編譯	150元
㉓數學謎題解析	宋釗宜編譯	150元
㉔透視男女心理	林慶旺編譯	120元
㉕少女情懷的自白	李桂蘭編譯	120元
㉖由兄弟姊妹看命運	李玉瓊編譯	130元
㉗趣味的科學魔術	林慶旺編譯	150元
㉘趣味的心理實驗室	李燕玲編譯	150元
㉙愛與性心理測驗	小毛驢編譯	130元
㉚刑案推理解謎	小毛驢編譯	130元
㉛偵探常識推理	小毛驢編譯	130元
㉜偵探常識解謎	小毛驢編譯	130元
㉝偵探推理遊戲	小毛驢編譯	130元

㉞趣味的超魔術	廖玉山編著	150元
㉟趣味的珍奇發明	柯素娥編著	150元
㊱登山用具與技巧	陳瑞菊編著	150元

・健康天地・電腦編號18

①壓力的預防與治療	柯素娥編譯	130元
②超科學氣的魔力	柯素娥編譯	130元
③尿療法治病的神奇	中尾良一著	130元
④鐵證如山的尿療法奇蹟	廖玉山譯	120元
⑤一日斷食健康法	葉慈容編譯	150元
⑥胃部強健法	陳炳崑譯	120元
⑦癌症早期檢查法	廖松濤譯	160元
⑧老人痴呆症防止法	柯素娥編譯	130元
⑨松葉汁健康飲料	陳麗芬編譯	130元
⑩揉肚臍健康法	永井秋夫著	150元
⑪過勞死、猝死的預防	卓秀貞編譯	130元
⑫高血壓治療與飲食	藤山順豐著	150元
⑬老人看護指南	柯素娥編譯	150元
⑭美容外科淺談	楊啟宏著	150元
⑮美容外科新境界	楊啟宏著	150元
⑯鹽是天然的醫生	西英司郎著	140元
⑰年輕十歲不是夢	梁瑞麟譯	200元
⑱茶料理治百病	桑野和民著	180元
⑲綠茶治病寶典	桑野和民著	150元
⑳杜仲茶養顏減肥法	西田博著	150元
㉑蜂膠驚人療效	瀨長良三郎著	150元
㉒蜂膠治百病	瀨長良三郎著	180元
㉓醫藥與生活	鄭炳全著	180元
㉔鈣長生寶典	落合敏著	180元
㉕大蒜長生寶典	木下繁太郎著	160元
㉖居家自我健康檢查	石川恭三著	160元
㉗永恒的健康人生	李秀鈴譯	200元
㉘大豆卵磷脂長生寶典	劉雪卿譯	150元
㉙芳香療法	梁艾琳譯	160元
㉚醋長生寶典	柯素娥譯	180元
㉛從星座透視健康	席拉・吉蒂斯著	180元
㉜愉悅自在保健學	野本二士夫著	160元
㉝裸睡健康法	丸山淳士等著	160元
㉞糖尿病預防與治療	藤田順豐著	180元
㉟維他命長生寶典	菅原明子著	180元

㊱維他命C新效果	鐘文訓編	150元
㊲手、腳病理按摩	堤芳朗著	160元
㊳AIDS瞭解與預防	彼得塔歇爾著	180元
㊴甲殼質殼聚糖健康法	沈永嘉譯	160元
㊵神經痛預防與治療	木下眞男著	160元
㊶室內身體鍛鍊法	陳炳崑編著	160元
㊷吃出健康藥膳	劉大器編著	180元
㊸自我指壓術	蘇燕謀編著	160元
㊹紅蘿蔔汁斷食療法	李玉瓊編著	150元
㊺洗心術健康秘法	竺翠萍編譯	170元
㊻枇杷葉健康療法	柯素娥編譯	180元
㊼抗衰血癒	楊啟宏著	180元
㊽與癌搏鬥記	逸見政孝著	180元
㊾冬蟲夏草長生寶典	高橋義博著	170元
㊿痔瘡・大腸疾病先端療法	宮島伸宜著	180元
51膠布治癒頑固慢性病	加瀨建造著	180元
52芝麻神奇健康法	小林貞作著	170元
53香煙能防止癡呆？	高田明和著	180元
54穀菜食治癌療法	佐藤成志著	180元
55貼藥健康法	松原英多著	180元
56克服癌症調和道呼吸法	帶津良一著	180元
57Ｂ型肝炎預防與治療	野村喜重郎著	180元
58青春永駐養生導引術	早島正雄著	180元
59改變呼吸法創造健康	原久子著	180元
60荷爾蒙平衡養生秘訣	出村博著	180元
61水美肌健康法	井戶勝富著	170元
62認識食物掌握健康	廖梅珠編著	170元
63痛風劇痛消除法	鈴木吉彥著	180元
64酸莖菌驚人療效	上田明彥著	180元
65大豆卵磷脂治現代病	神津健一著	200元
66時辰療法——危險時刻凌晨４時	呂建強等著	元
67自然治癒力提升法	帶津良一著	元
68巧妙的氣保健法	藤平墨子著	元

・實用女性學講座・電腦編號 19

①解讀女性內心世界	島田一男著	150元
②塑造成熟的女性	島田一男著	150元
③女性整體裝扮學	黃靜香編著	180元
④女性應對禮儀	黃靜香編著	180元

・校 園 系 列・電腦編號20

①讀書集中術	多湖輝著	150元
②應考的訣竅	多湖輝著	150元
③輕鬆讀書贏得聯考	多湖輝著	150元
④讀書記憶秘訣	多湖輝著	150元
⑤視力恢復！超速讀術	江錦雲譯	180元
⑥讀書36計	黃柏松編著	180元
⑦驚人的速讀術	鐘文訓編著	170元
⑧學生課業輔導良方	多湖輝著	170元

・實用心理學講座・電腦編號21

①拆穿欺騙伎倆	多湖輝著	140元
②創造好構想	多湖輝著	140元
③面對面心理術	多湖輝著	160元
④偽裝心理術	多湖輝著	140元
⑤透視人性弱點	多湖輝著	140元
⑥自我表現術	多湖輝著	150元
⑦不可思議的人性心理	多湖輝著	150元
⑧催眠術入門	多湖輝著	150元
⑨責罵部屬的藝術	多湖輝著	150元
⑩精神力	多湖輝著	150元
⑪厚黑說服術	多湖輝著	150元
⑫集中力	多湖輝著	150元
⑬構想力	多湖輝著	150元
⑭深層心理術	多湖輝著	160元
⑮深層語言術	多湖輝著	160元
⑯深層說服術	多湖輝著	180元
⑰掌握潛在心理	多湖輝著	160元
⑱洞悉心理陷阱	多湖輝著	180元
⑲解讀金錢心理	多湖輝著	180元
⑳拆穿語言圈套	多湖輝著	180元
㉑語言的心理戰	多湖輝著	180元

・超現實心理講座・電腦編號22

①超意識覺醒法	詹蔚芬編譯	130元
②護摩秘法與人生	劉名揚編譯	130元
③秘法！超級仙術入門	陸　明譯	150元

④給地球人的訊息	柯素娥編著	150元
⑤密教的神通力	劉名揚編著	130元
⑥神秘奇妙的世界	平川陽一著	180元
⑦地球文明的超革命	吳秋嬌譯	200元
⑧力量石的秘密	吳秋嬌譯	180元
⑨超能力的靈異世界	馬小莉譯	200元
⑩逃離地球毀滅的命運	吳秋嬌譯	200元
⑪宇宙與地球終結之謎	南山宏著	200元
⑫驚世奇功揭秘	傅起鳳著	200元
⑬啟發身心潛力心象訓練法	栗田昌裕著	180元
⑭仙道術遁甲法	高藤聰一郎著	220元
⑮神通力的秘密	中岡俊哉著	180元
⑯仙人成仙術	高藤聰一郎著	200元
⑰仙道符咒氣功法	高藤聰一郎著	220元
⑱仙道風水術尋龍法	高藤聰一郎著	200元
⑲仙道奇蹟超幻像	高藤聰一郎著	200元
⑳仙道鍊金術房中法	高藤聰一郎著	200元

・養 生 保 健・電腦編號 23

①醫療養生氣功	黃孝寬著	250元
②中國氣功圖譜	余功保著	230元
③少林醫療氣功精粹	井玉蘭著	250元
④龍形實用氣功	吳大才等著	220元
⑤魚戲增視強身氣功	宮　嬰著	220元
⑥嚴新氣功	前新培金著	250元
⑦道家玄牝氣功	張　章著	200元
⑧仙家秘傳袪病功	李遠國著	160元
⑨少林十大健身功	秦慶豐著	180元
⑩中國自控氣功	張明武著	250元
⑪醫療防癌氣功	黃孝寬著	250元
⑫醫療強身氣功	黃孝寬著	250元
⑬醫療點穴氣功	黃孝寬著	250元
⑭中國八卦如意功	趙維漢著	180元
⑮正宗馬禮堂養氣功	馬禮堂著	420元
⑯秘傳道家筋經內丹功	王慶餘著	280元
⑰三元開慧功	辛桂林著	250元
⑱防癌治癌新氣功	郭　林著	180元
⑲禪定與佛家氣功修煉	劉天君著	200元
⑳顛倒之術	梅自強著	360元
㉑簡明氣功辭典	吳家駿編	元

㉒八卦三合功	張全亮著	230元

・社會人智囊・電腦編號 24

①糾紛談判術	清水增三著	160元
②創造關鍵術	淺野八郎著	150元
③觀人術	淺野八郎著	180元
④應急詭辯術	廖英迪編著	160元
⑤天才家學習術	木原武一著	160元
⑥猫型狗式鑑人術	淺野八郎著	180元
⑦逆轉運掌握術	淺野八郎著	180元
⑧人際圓融術	澀谷昌三著	160元
⑨解讀人心術	淺野八郎著	180元
⑩與上司水乳交融術	秋元隆司著	180元
⑪男女心態定律	小田晉著	180元
⑫幽默說話術	林振輝編著	200元
⑬人能信賴幾分	淺野八郎著	180元
⑭我一定能成功	李玉瓊譯	180元
⑮獻給青年的嘉言	陳蒼杰譯	180元
⑯知人、知面、知其心	林振輝編著	180元
⑰塑造堅強的個性	坂上肇著	180元
⑱爲自己而活	佐藤綾子著	180元
⑲未來十年與愉快生活有約	船井幸雄著	180元

・精 選 系 列・電腦編號 25

①毛澤東與鄧小平	渡邊利夫等著	280元
②中國大崩裂	江戶介雄著	180元
③台灣・亞洲奇蹟	上村幸治著	220元
④7-ELEVEN高盈收策略	國友隆一著	180元
⑤台灣獨立	森　詠著	200元
⑥迷失中國的末路	江戶雄介著	220元
⑦2000年5月全世界毀滅	紫藤甲子男著	180元
⑧失去鄧小平的中國	小島朋之著	220元

・運 動 遊 戲・電腦編號 26

①雙人運動	李玉瓊譯	160元
②愉快的跳繩運動	廖玉山譯	180元
③運動會項目精選	王佑京譯	150元
④肋木運動	廖玉山譯	150元

⑤測力運動　王佑宗譯　150元

•休閒娛樂•電腦編號 27

①海水魚飼養法　田中智浩著　300元
②金魚飼養法　曾雪玫譯　250元

•銀髮族智慧學•電腦編號 28

①銀髮六十樂逍遙　多湖輝著　170元
②人生六十反年輕　多湖輝著　170元
③六十歲的決斷　多湖輝著　170元

•飲食保健•電腦編號 29

①自己製作健康茶　大海淳著　220元
②好吃、具藥效茶料理　德永睦子著　220元
③改善慢性病健康茶　吳秋嬌譯　200元

•家庭醫學保健•電腦編號 30

①女性醫學大全　雨森良彥著　380元
②初爲人父育兒寶典　小瀧周曹著　220元
③性活力強健法　相建華著　200元
④30歲以上的懷孕與生產　李芳黛編著　元

•心靈雅集•電腦編號 00

①禪言佛語看人生　松濤弘道著　180元
②禪密教的奧秘　葉逯謙譯　120元
③觀音大法力　田口日勝著　120元
④觀音法力的大功德　田口日勝著　120元
⑤達摩禪106智慧　劉華亭編譯　220元
⑥有趣的佛教研究　葉逯謙編譯　170元
⑦夢的開運法　蕭京凌譯　130元
⑧禪學智慧　柯素娥編譯　130元
⑨女性佛教入門　許俐萍譯　110元
⑩佛像小百科　心靈雅集編譯組　130元
⑪佛教小百科趣談　心靈雅集編譯組　120元
⑫佛教小百科漫談　心靈雅集編譯組　150元
⑬佛教知識小百科　心靈雅集編譯組　150元

⑭佛學名言智慧	松濤弘道著	220元
⑮釋迦名言智慧	松濤弘道著	220元
⑯活人禪	平田精耕著	120元
⑰坐禪入門	柯素娥編譯	150元
⑱現代禪悟	柯素娥編譯	130元
⑲道元禪師語錄	心靈雅集編譯組	130元
⑳佛學經典指南	心靈雅集編譯組	130元
㉑何謂「生」 阿含經	心靈雅集編譯組	150元
㉒一切皆空 般若心經	心靈雅集編譯組	150元
㉓超越迷惘 法句經	心靈雅集編譯組	130元
㉔開拓宇宙觀 華嚴經	心靈雅集編譯組	130元
㉕真實之道 法華經	心靈雅集編譯組	130元
㉖自由自在 涅槃經	心靈雅集編譯組	130元
㉗沈默的教示 維摩經	心靈雅集編譯組	150元
㉘開通心眼 佛語佛戒	心靈雅集編譯組	130元
㉙揭秘寶庫 密教經典	心靈雅集編譯組	130元
㉚坐禪與養生	廖松濤譯	110元
㉛釋尊十戒	柯素娥編譯	120元
㉜佛法與神通	劉欣如編著	120元
㉝悟（正法眼藏的世界）	柯素娥編譯	120元
㉞只管打坐	劉欣如編著	120元
㉟喬答摩・佛陀傳	劉欣如編著	120元
㊱唐玄奘留學記	劉欣如編著	120元
㊲佛教的人生觀	劉欣如編譯	110元
㊳無門關（上卷）	心靈雅集編譯組	150元
㊴無門關（下卷）	心靈雅集編譯組	150元
㊵業的思想	劉欣如編著	130元
㊶佛法難學嗎	劉欣如著	140元
㊷佛法實用嗎	劉欣如著	140元
㊸佛法殊勝嗎	劉欣如著	140元
㊹因果報應法則	李常傳編	140元
㊺佛教醫學的奧秘	劉欣如編著	150元
㊻紅塵絕唱	海　若著	130元
㊼佛教生活風情	洪丕謨、姜玉珍著	220元
㊽行住坐臥有佛法	劉欣如著	160元
㊾起心動念是佛法	劉欣如著	160元
㊿四字禪語	曹洞宗青年會	200元
(51)妙法蓮華經	劉欣如編著	160元
(52)根本佛教與大乘佛教	葉作森編	180元
(53)大乘佛經	定方晟著	180元
(54)須彌山與極樂世界	定方晟著	180元

㊺阿闍世的悟道	定方晟著	180元
㊻金剛經的生活智慧	劉欣如著	180元

•經 營 管 理• 電腦編號 01

◎創新經營六十六大計（精）	蔡弘文編	780元
①如何獲取生意情報	蘇燕謀譯	110元
②經濟常識問答	蘇燕謀譯	130元
④台灣商戰風雲錄	陳中雄著	120元
⑤推銷大王秘錄	原一平著	180元
⑥新創意・賺大錢	王家成譯	90元
⑦工廠管理新手法	琪　輝著	120元
⑨經營參謀	柯順隆譯	120元
⑩美國實業24小時	柯順隆譯	80元
⑪撼動人心的推銷法	原一平著	150元
⑫高竿經營法	蔡弘文編	120元
⑬如何掌握顧客	柯順隆譯	150元
⑭一等一賺錢策略	蔡弘文編	120元
⑯成功經營妙方	鐘文訓著	120元
⑰一流的管理	蔡弘文編	150元
⑱外國人看中韓經濟	劉華亭譯	150元
⑳突破商場人際學	林振輝編著	90元
㉑無中生有術	琪輝編著	140元
㉒如何使女人打開錢包	林振輝編著	100元
㉓操縱上司術	邑井操著	90元
㉔小公司經營策略	王嘉誠著	160元
㉕成功的會議技巧	鐘文訓編譯	100元
㉖新時代老闆學	黃柏松編著	100元
㉗如何創造商場智囊團	林振輝編譯	150元
㉘十分鐘推銷術	林振輝編譯	180元
㉙五分鐘育才	黃柏松編譯	100元
㉚成功商場戰術	陸明編譯	100元
㉛商場談話技巧	劉華亭編譯	120元
㉜企業帝王學	鐘文訓譯	90元
㉝自我經濟學	廖松濤編譯	100元
㉞一流的經營	陶田生編著	120元
㉟女性職員管理術	王昭國編譯	120元
㊱ＩＢＭ的人事管理	鐘文訓編譯	150元
㊲現代電腦常識	王昭國編譯	150元
㊳電腦管理的危機	鐘文訓編譯	120元
㊴如何發揮廣告效果	王昭國編譯	150元

㊵最新管理技巧	王昭國編譯	150元
㊶一流推銷術	廖松濤編譯	150元
㊷包裝與促銷技巧	王昭國編譯	130元
㊸企業王國指揮塔	松下幸之助著	120元
㊹企業精銳兵團	松下幸之助著	120元
㊺企業人事管理	松下幸之助著	100元
㊻華僑經商致富術	廖松濤編譯	130元
㊼豐田式銷售技巧	廖松濤編譯	180元
㊽如何掌握銷售技巧	王昭國編著	130元
㊿洞燭機先的經營	鐘文訓編譯	150元
52新世紀的服務業	鐘文訓編譯	100元
53成功的領導者	廖松濤編譯	120元
54女推銷員成功術	李玉瓊編譯	130元
55ＩＢＭ人才培育術	鐘文訓編譯	100元
56企業人自我突破法	黃琪輝編著	150元
58財富開發術	蔡弘文編著	130元
59成功的店舖設計	鐘文訓編著	150元
61企管回春法	蔡弘文編著	130元
62小企業經營指南	鐘文訓編譯	100元
63商場致勝名言	鐘文訓編譯	150元
64迎接商業新時代	廖松濤編譯	100元
66新手股票投資入門	何朝乾　編	200元
67上揚股與下跌股	何朝乾編譯	180元
68股票速成學	何朝乾編譯	200元
69理財與股票投資策略	黃俊豪編著	180元
70黃金投資策略	黃俊豪編著	180元
71厚黑管理學	廖松濤編譯	180元
72股市致勝格言	呂梅莎編譯	180元
73透視西武集團	林谷燁編譯	150元
76巡迴行銷術	陳蒼杰譯	150元
77推銷的魔術	王嘉誠譯	120元
78 60秒指導部屬	周蓮芬編譯	150元
79精銳女推銷員特訓	李玉瓊編譯	130元
80企劃、提案、報告圖表的技巧	鄭　汶　譯	180元
81海外不動產投資	許達守編譯	150元
82八百伴的世界策略	李玉瓊譯	150元
83服務業品質管理	吳宜芬譯	180元
84零庫存銷售	黃東謙編譯	150元
85三分鐘推銷管理	劉名揚編譯	150元
86推銷大王奮鬥史	原一平著	150元
87豐田汽車的生產管理	林谷燁編譯	150元

•成功寶庫•電腦編號 02

①上班族交際術	江森滋著	100元
②拍馬屁訣竅	廖玉山編譯	110元
④聽話的藝術	歐陽輝編譯	110元
⑨求職轉業成功術	陳　義編著	110元
⑩上班族禮儀	廖玉山編著	120元
⑪接近心理學	李玉瓊編著	100元
⑫創造自信的新人生	廖松濤編著	120元
⑭上班族如何出人頭地	廖松濤編著	100元
⑮神奇瞬間瞑想法	廖松濤編譯	100元
⑯人生成功之鑰	楊意苓編著	150元
⑲給企業人的諍言	鐘文訓編著	120元
⑳企業家自律訓練法	陳　義編譯	100元
㉑上班族妖怪學	廖松濤編著	100元
㉒猶太人縱橫世界的奇蹟	孟佑政編著	110元
㉓訪問推銷術	黃静香編著	130元
㉕你是上班族中強者	嚴思圖編著	100元
㉖向失敗挑戰	黃静香編著	100元
㉙機智應對術	李玉瓊編著	130元
㉚成功頓悟100則	蕭京凌編譯	130元
㉛掌握好運100則	蕭京凌編譯	110元
㉜知性幽默	李玉瓊編譯	130元
㉝熟記對方絕招	黃静香編譯	100元
㉞男性成功秘訣	陳蒼杰編譯	130元
㊱業務員成功秘方	李玉瓊編著	120元
㊲察言觀色的技巧	劉華亭編著	180元
㊳一流領導力	施義彥編譯	120元
㊴一流說服力	李玉瓊編著	130元
㊵30秒鐘推銷術	廖松濤編譯	150元
㊶猶太成功商法	周蓮芬編譯	120元
㊷尖端時代行銷策略	陳蒼杰編著	100元
㊸顧客管理學	廖松濤編著	100元
㊹如何使對方說Yes	程　羲編著	150元
㊺如何提高工作效率	劉華亭編著	150元
㊼上班族口才學	楊鴻儒譯	120元
㊽上班族新鮮人須知	程　羲編著	120元
㊾如何左右逢源	程　羲編著	130元
㊿語言的心理戰	多湖輝著	130元
51扣人心弦演說術	劉名揚編著	120元

㊸如何增進記憶力、集中力	廖松濤譯	130元
㊺性惡企業管理學	陳蒼杰譯	130元
㊻自我啟發200招	楊鴻儒編著	150元
㊼做個傑出女職員	劉名揚編著	130元
㊽靈活的集團營運術	楊鴻儒編著	120元
㊿個案研究活用法	楊鴻儒編著	130元
61企業教育訓練遊戲	楊鴻儒編著	120元
62管理者的智慧	程　義編譯	130元
63做個佼佼管理者	馬筱莉編譯	130元
64智慧型說話技巧	沈永嘉編譯	130元
66活用佛學於經營	松濤弘道著	150元
67活用禪學於企業	柯素娥編譯	130元
68詭辯的智慧	沈永嘉編譯	150元
69幽默詭辯術	廖玉山編譯	150元
70拿破崙智慧箴言	柯素娥編譯	130元
71自我培育・超越	蕭京凌編譯	150元
74時間即一切	沈永嘉編譯	130元
75自我脫胎換骨	柯素娥譯	150元
76贏在起跑點—人才培育鐵則	楊鴻儒編譯	150元
77做一枚活棋	李玉瓊編譯	130元
78面試成功戰略	柯素娥編譯	130元
79自我介紹與社交禮儀	柯素娥編譯	150元
80說NO的技巧	廖玉山編譯	130元
81瞬間攻破心防法	廖玉山編譯	120元
82改變一生的名言	李玉瓊編譯	130元
83性格性向創前程	楊鴻儒編譯	130元
84訪問行銷新竅門	廖玉山編譯	150元
85無所不達的推銷話術	李玉瓊編譯	150元

・處世智慧・電腦編號 03

①如何改變你自己	陸明編譯	120元
⑥靈感成功術	譚繼山編譯	80元
⑧扭轉一生的五分鐘	黃柏松編譯	100元
⑩現代人的詭計	林振輝譯	100元
⑫如何利用你的時間	蘇遠謀譯	80元
⑬口才必勝術	黃柏松編譯	120元
⑭女性的智慧	譚繼山編譯	90元
⑮如何突破孤獨	張文志編譯	80元
⑯人生的體驗	陸明編譯	80元
⑰微笑社交術	張芳明譯	90元

⑱幽默吹牛術	金子登著	90元
⑲攻心說服術	多湖輝著	100元
⑳當機立斷	陸明編譯	70元
㉑勝利者的戰略	宋恩臨編譯	80元
㉒如何交朋友	安紀芳編著	70元
㉓鬥智奇謀（諸葛孔明兵法）	陳炳崑著	70元
㉔慧心良言	亦　奇著	80元
㉕名家慧語	蔡逸鴻主編	90元
㉗稱霸者啟示金言	黃柏松編譯	90元
㉘如何發揮你的潛能	陸明編譯	90元
㉙女人身態語言學	李常傳譯	130元
㉚摸透女人心	張文志譯	90元
㉛現代戀愛秘訣	王家成譯	70元
㉜給女人的悄悄話	妮倩編譯	90元
㉞如何開拓快樂人生	陸明編譯	90元
㉟驚人時間活用法	鐘文訓譯	80元
㊱成功的捷徑	鐘文訓譯	70元
㊲幽默逗笑術	林振輝著	120元
㊳活用血型讀書法	陳炳崑譯	80元
㊴心　燈	葉于模著	100元
㊵當心受騙	林顯茂譯	90元
㊶心・體・命運	蘇燕謀譯	70元
㊷如何使頭腦更敏銳	陸明編譯	70元
㊸宮本武藏五輪書金言錄	宮本武藏著	100元
㊺勇者的智慧	黃柏松編譯	80元
㊼成熟的愛	林振輝譯	120元
㊽現代女性駕馭術	蔡德華著	90元
㊾禁忌遊戲	酒井潔著	90元
52摸透男人心	劉華亭編譯	80元
53如何達成願望	謝世輝著	90元
54創造奇蹟的「想念法」	謝世輝著	90元
55創造成功奇蹟	謝世輝著	90元
56男女幽默趣典	劉華亭譯	90元
57幻想與成功	廖松濤譯	80元
58反派角色的啟示	廖松濤編譯	70元
59現代女性須知	劉華亭編著	75元
61機智說話術	劉華亭編譯	100元
62如何突破內向	姜倩怡編譯	110元
64讀心術入門	王家成編譯	100元
65如何解除內心壓力	林美羽編著	110元
66取信於人的技巧	多湖輝著	110元

⑰如何培養堅強的自我	林美羽編著	90元
⑱自我能力的開拓	卓一凡編著	110元
⑳縱橫交涉術	嚴思圖編著	90元
㉑如何培養妳的魅力	劉文珊編著	90元
㉒魅力的力量	姜倩怡編著	90元
㉕個性膽怯者的成功術	廖松濤編譯	100元
㉖人性的光輝	文可式編著	90元
㉙培養靈敏頭腦秘訣	廖玉山編著	90元
㉚夜晚心理術	鄭秀美編譯	80元
㉛如何做個成熟的女性	李玉瓊編著	80元
㉜現代女性成功術	劉文珊編著	90元
㉝成功說話技巧	梁惠珠編譯	100元
㉞人生的真諦	鐘文訓編譯	100元
㉟妳是人見人愛的女孩	廖松濤編著	120元
㊲指尖・頭腦體操	蕭京凌編譯	90元
㊳電話應對禮儀	蕭京凌編著	120元
㊴自我表現的威力	廖松濤編譯	100元
㊵名人名語啟示錄	喬家楓編著	100元
㊶男與女的哲思	程鐘梅編譯	110元
㊷靈思慧語	牧　風著	110元
㊸心靈夜語	牧　風著	100元
㊹激盪腦力訓練	廖松濤編譯	100元
㊺三分鐘頭腦活性法	廖玉山編譯	110元
㊻星期一的智慧	廖玉山編譯	100元
㊼溝通說服術	賴文琇編譯	100元
㊽超速讀超記憶法	廖松濤編譯	140元

•健康與美容• 電腦編號 04

③媚酒傳（中國王朝秘酒）	陸明主編	120元
④藥酒與健康果菜汁	成玉主編	150元
⑤中國回春健康術	蔡一藩著	100元
⑥奇蹟的斷食療法	蘇燕謀譯	110元
⑧健美食物法	陳炳崑譯	120元
⑨驚異的漢方療法	唐龍編著	90元
⑩不老強精食	唐龍編著	100元
⑫五分鐘跳繩健身法	蘇明達譯	100元
⑬睡眠健康法	王家成譯	80元
⑭你就是名醫	張芳明譯	90元
⑮如何保護你的眼睛	蘇燕謀譯	70元
⑲釋迦長壽健康法	譚繼山譯	90元

⑳腳部按摩健康法	譚繼山譯	120元
㉑自律健康法	蘇明達譯	90元
㉓身心保健座右銘	張仁福著	160元
㉔腦中風家庭看護與運動治療	林振輝譯	100元
㉕秘傳醫學人相術	成玉主編	120元
㉖導引術入門⑴治療慢性病	成玉主編	110元
㉗導引術入門⑵健康・美容	成玉主編	110元
㉘導引術入門⑶身心健康法	成玉主編	110元
㉙妙用靈藥・蘆薈	李常傳譯	150元
㉚萬病回春百科	吳通華著	150元
㉛初次懷孕的10個月	成玉編譯	130元
㉜中國秘傳氣功治百病	陳炳崑編譯	130元
㉟仙人長生不老學	陸明編譯	100元
㊱釋迦秘傳米粒刺激法	鐘文訓譯	120元
㊲痔・治療與預防	陸明編譯	130元
㊳自我防身絕技	陳炳崑編譯	120元
㊴運動不足時疲勞消除法	廖松濤譯	110元
㊵三溫暖健康法	鐘文訓編譯	90元
㊸維他命與健康	鐘文訓譯	150元
㊺森林浴—綠的健康法	劉華亭編譯	80元
㊼導引術入門⑷酒浴健康法	成玉主編	90元
㊽導引術入門⑸不老回春法	成玉主編	90元
㊾山白竹（劍竹）健康法	鐘文訓譯	90元
㊿解救你的心臟	鐘文訓編譯	100元
51牙齒保健法	廖玉山譯	90元
52超人氣功法	陸明編譯	110元
54借力的奇蹟⑴	力拔山著	100元
55借力的奇蹟⑵	力拔山著	100元
56五分鐘小睡健康法	呂添發撰	120元
57禿髮、白髮預防與治療	陳炳崑撰	120元
59艾草健康法	張汝明編譯	90元
60一分鐘健康診斷	蕭京凌編譯	90元
61念術入門	黃靜香編譯	90元
62念術健康法	黃靜香編譯	90元
63健身回春法	梁惠珠編譯	100元
64姿勢養生法	黃秀娟編譯	90元
65仙人瞑想法	鐘文訓譯	120元
66人蔘的神效	林慶旺譯	100元
67奇穴治百病	吳通華著	120元
68中國傳統健康法	靳海東著	100元
71酵素健康法	楊　皓編譯	120元

⑬腰痛預防與治療	五味雅吉著	130元
⑭如何預防心臟病・腦中風	譚定長等著	100元
⑮少女的生理秘密	蕭京凌譯	120元
⑯頭部按摩與針灸	楊鴻儒譯	100元
⑰雙極療術入門	林聖道著	100元
⑱氣功自療法	梁景蓮著	120元
⑲大蒜健康法	李玉瓊編譯	100元
㉑健胸美容秘訣	黃靜香譯	120元
㉒鍺奇蹟療效	林宏儒譯	120元
㉓三分鐘健身運動	廖玉山譯	120元
㉔尿療法的奇蹟	廖玉山譯	120元
㉕神奇的聚積療法	廖玉山譯	120元
㉖預防運動傷害伸展體操	楊鴻儒編譯	120元
㉘五日就能改變你	柯素娥譯	110元
㉙三分鐘氣功健康法	陳美華譯	120元
㉛道家氣功術	早島正雄著	130元
㉜氣功減肥術	早島正雄著	120元
㉝超能力氣功法	柯素娥譯	130元
㉞氣的瞑想法	早島正雄著	120元

・家 庭 ／ 生 活・電腦編號 05

①單身女郎生活經驗談	廖玉山編著	100元
②血型・人際關係	黃靜編著	120元
③血型・妻子	黃靜編著	110元
④血型・丈夫	廖玉山編譯	130元
⑤血型・升學考試	沈永嘉編譯	120元
⑥血型・臉型・愛情	鐘文訓編譯	120元
⑦現代社交須知	廖松濤編譯	100元
⑧簡易家庭按摩	鐘文訓編譯	150元
⑨圖解家庭看護	廖玉山編譯	120元
⑩生男育女隨心所欲	岡正基編著	160元
⑪家庭急救治療法	鐘文訓編著	100元
⑫新孕婦體操	林曉鐘譯	120元
⑬從食物改變個性	廖玉山編譯	100元
⑭藥草的自然療法	東城百合子著	200元
⑮糙米菜食與健康料理	東城百合子著	180元
⑯現代人的婚姻危機	黃　靜編著	90元
⑰親子遊戲　0歲	林慶旺編譯	100元
⑱親子遊戲　1～2歲	林慶旺編譯	110元
⑲親子遊戲　3歲	林慶旺編譯	100元

⑳女性醫學新知	林曉鐘編譯	130元
㉑媽媽與嬰兒	張汝明編譯	180元
㉒生活智慧百科	黃　靜編譯	100元
㉓手相・健康・你	林曉鐘編譯	120元
㉔菜食與健康	張汝明編譯	110元
㉕家庭素食料理	陳東達著	140元
㉖性能力活用秘法	米開・尼里著	150元
㉗兩性之間	林慶旺編譯	120元
㉘性感經穴健康法	蕭京凌編譯	150元
㉙幼兒推拿健康法	蕭京凌編譯	100元
㉚談中國料理	丁秀山編著	100元
㉛舌技入門	增田豐　著	160元
㉜預防癌症的飲食法	黃靜香編譯	150元
㉝性與健康寶典	黃靜香編譯	180元
㉞正確避孕法	蕭京凌編譯	130元
㉟吃的更漂亮美容食譜	楊萬里著	120元
㊱圖解交際舞速成	鐘文訓編譯	150元
㊲觀相導引術	沈永嘉譯	130元
㊳初為人母12個月	陳義譯	180元
㊴圖解麻將入門	顧安行編譯	160元
㊵麻將必勝秘訣	石利夫編譯	160元
㊶女性一生與漢方	蕭京凌編譯	100元
㊷家電的使用與修護	鐘文訓編譯	160元
㊸錯誤的家庭醫療法	鐘文訓編譯	100元
㊹簡易防身術	陳慧珍編譯	130元
㊺茶健康法	鐘文訓編譯	130元
㊻雞尾酒大全	劉雪卿譯	180元
㊼生活的藝術	沈永嘉編著	120元
㊽雜草雜果健康法	沈永嘉編著	120元
㊾如何選擇理想妻子	荒谷慈著	110元
㊿如何選擇理想丈夫	荒谷慈著	110元
51中國食與性的智慧	根本光人著	150元
52開運法話	陳宏男譯	100元
53禪語經典＜上＞	平田精耕著	150元
54禪語經典＜下＞	平田精耕著	150元
55手掌按摩健康法	鐘文訓譯	180元
56脚底按摩健康法	鐘文訓譯	150元
57仙道運氣健身法	李玉瓊譯	150元
58健心、健體呼吸法	蕭京凌譯	120元
59自彊術入門	蕭京凌譯	120元
60指技入門	增田豐著	160元

⑹下半身鍛鍊法	增田豐著	180元
⑹表象式學舞法	黃靜香編譯	180元
⑹圖解家庭瑜伽	鐘文訓譯	130元
⑹食物治療寶典	黃靜香編譯	130元
⑹智障兒保育入門	楊鴻儒譯	130元
⑹自閉兒童指導入門	楊鴻儒譯	180元
⑹乳癌發現與治療	黃靜香譯	130元
⑹盆栽培養與欣賞	廖啟新編譯	180元
⑹世界手語入門	蕭京凌編譯	180元
⑺賽馬必勝法	李錦雀編譯	200元
⑺中藥健康粥	蕭京凌編譯	120元
⑺健康食品指南	劉文珊編譯	130元
⑺健康長壽飲食法	鐘文訓編譯	150元
⑺夜生活規則	增田豐著	160元
⑺自製家庭食品	鐘文訓編譯	200元
⑺仙道帝王招財術	廖玉山譯	130元
⑺「氣」的蓄財術	劉名揚譯	130元
⑺佛教健康法入門	劉名揚譯	130元
⑺男女健康醫學	郭汝蘭譯	150元
⑻成功的果樹培育法	張煌編譯	130元
⑻實用家庭菜園	孔翔儀編譯	130元
⑻氣與中國飲食法	柯素娥編譯	130元
⑻世界生活趣譚	林其英著	160元
⑻胎教二八〇天	鄭淑美譯	180元
⑻酒自己動手釀	柯素娥編著	160元
⑻自己動「手」健康法	手嶋曻著	160元
⑻香味活用法	森田洋子著	160元
⑻寰宇趣聞搜奇	林其英著	200元
⑻手指回旋健康法	栗田昌裕著	200元

・命理與預言・電腦編號06

①星座算命術	張文志譯	120元
②中國式面相學入門	蕭京凌編著	180元
③圖解命運學	陸明編著	200元
④中國秘傳面相術	陳炳崑編著	110元
⑤13星座占星術	馬克・矢崎著	200元
⑥命名彙典	水雲居士編著	180元
⑦簡明紫微斗術命運學	唐龍編著	130元
⑧住宅風水吉凶判斷法	琪輝編譯	180元
⑨鬼谷算命秘術	鬼谷子著	150元

⑩密教開運咒法	中岡俊哉著	250元
⑪女性星魂術	岩滿羅門著	200元
⑫簡明四柱推命學	李常傳編譯	150元
⑬手相鑑定奧秘	高山東明著	200元
⑭簡易精確手相	高山東明著	200元
⑮啟示錄中的世界末日	蘇燕謀編譯	80元
⑯女巫的咒法	柯素娥譯	230元
⑰六星命運占卜學	馬文莉編著	230元
⑱樸克牌占卜入門	王家成譯	100元
⑲A血型與十二生肖	鄒雲英編譯	90元
⑳B血型與十二生肖	鄒雲英編譯	90元
㉑O血型與十二生肖	鄒雲英編譯	100元
㉒AB血型與十二生肖	鄒雲英編譯	90元
㉓筆跡占卜學	周子敬著	220元
㉔神秘消失的人類	林達中譯	80元
㉕世界之謎與怪談	陳炳崑譯	80元
㉖符咒術入門	柳玉山人編	150元
㉗神奇的白符咒	柳玉山人編	160元
㉘神奇的紫符咒	柳玉山人編	200元
㉙秘咒魔法開運術	吳慧鈴編譯	180元
㉚諾米空秘咒法	馬克・矢崎著	220元
㉛改變命運的手相術	鐘文訓編著	120元
㉜黃帝手相占術	鮑黎明著	230元
㉝惡魔的咒法	杜美芳譯	230元
㉞脚相開運術	王瑞禎譯	130元
㉟面相開運術	許麗玲譯	150元
㊱房屋風水與運勢	邱震睿編譯	160元
㊲商店風水與運勢	邱震睿編譯	200元
㊳諸葛流天文遁甲	巫立華譯	150元
㊴聖帝五龍占術	廖玉山譯	180元
㊵萬能神算	張助馨編著	120元
㊶神祕的前世占卜	劉名揚譯	150元
㊷諸葛流奇門遁甲	巫立華譯	150元
㊸諸葛流四柱推命	巫立華譯	180元
㊹室內擺設創好運	小林祥晃著	200元
㊺室內裝潢開運法	小林祥晃著	230元
㊻新・大開運吉方位	小林祥晃著	200元
㊼風水的奧義	小林祥晃著	200元

・教養特輯・電腦編號07

①管教子女絕招	多湖輝著	70元
⑤如何教育幼兒	林振輝譯	80元
⑥看圖學英文	陳炳崑編著	90元
⑦關心孩子的眼睛	陸明編	70元
⑧如何生育優秀下一代	邱夢蕾編著	100元
⑩現代育兒指南	劉華亭編譯	90元
⑫如何培養自立的下一代	黃静香編譯	80元
⑭教養孩子的母親暗示法	多湖輝著	90元
⑮奇蹟教養法	鐘文訓編譯	90元
⑯慈父嚴母的時代	多湖輝著	90元
⑰如何發現問題兒童的才智	林慶旺譯	100元
⑱再見！夜尿症	黃静香編譯	90元
⑲育兒新智慧	黃静編譯	90元
⑳長子培育術	劉華亭編譯	80元
㉑親子運動遊戲	蕭京凌編譯	90元
㉒一分鐘刺激會話法	鐘文訓編著	90元
㉓啟發孩子讀書的興趣	李玉瓊編著	100元
㉔如何使孩子更聰明	黃静編著	100元
㉕３・４歲育兒寶典	黃静香編譯	100元
㉖一對一教育法	林振輝編譯	100元
㉗母親的七大過失	鐘文訓編譯	100元
㉘幼兒才能開發測驗	蕭京凌編譯	100元
㉙教養孩子的智慧之眼	黃静香編譯	100元
㉚如何創造天才兒童	林振輝編譯	90元
㉛如何使孩子數學滿點	林明嬋編著	100元

・消遣特輯・電腦編號08

①小動物飼養秘訣	徐道政譯	120元
②狗的飼養與訓練	張文志譯	130元
③四季釣魚法	釣朋會編	120元
④鴿的飼養與訓練	林振輝譯	120元
⑤金魚飼養法	鐘文訓編譯	130元
⑥熱帶魚飼養法	鐘文訓編譯	180元
⑧妙事多多	金家驊編譯	80元
⑨有趣的性知識	蘇燕謀編譯	100元
⑩圖解攝影技巧	譚繼山編譯	220元
⑪100種小鳥養育法	譚繼山編譯	200元

⑫樸克牌遊戲與贏牌秘訣	林振輝編譯	120元
⑬遊戲與餘興節目	廖松濤編著	100元
⑭樸克牌魔術・算命・遊戲	林振輝編譯	100元
⑯世界怪動物之謎	王家成譯	90元
⑰有趣智商測驗	譚繼山譯	120元
⑲絕妙電話遊戲	開心俱樂部著	80元
⑳透視超能力	廖玉山譯	90元
㉑戶外登山野營	劉青篁編譯	90元
㉒測驗你的智力	蕭京凌編著	90元
㉓有趣數字遊戲	廖玉山編著	90元
㉔巴士旅行遊戲	陳羲編著	110元
㉕快樂的生活常識	林泰彥編著	90元
㉖室內室外遊戲	蕭京凌編著	110元
㉗神奇的火柴棒測驗術	廖玉山編著	100元
㉘醫學趣味問答	陸明編譯	90元
㉙樸克牌單人遊戲	周蓮芬編譯	130元
㉚靈驗樸克牌占卜	周蓮芬編譯	120元
㉜性趣無窮	蕭京凌編譯	110元
㉝歡樂遊戲手册	張汝明編譯	100元
㉞美國技藝大全	程玫立編譯	100元
㉟聚會即興表演	高育強編譯	90元
㊱恐怖幽默	幽默選集編譯組	120元
㊲兩性幽默	幽默選集編譯組	100元
㊹藝術家幽默	幽默選集編譯組	100元
㊺旅遊幽默	幽默選集編譯組	100元
㊻投機幽默	幽默選集編譯組	100元
㊼異色幽默	幽默選集編譯組	100元
㊽靑春幽默	幽默選集編譯組	100元
㊾焦點幽默	幽默選集編譯組	100元
㊿政治幽默	幽默選集編譯組	130元
(51)美國式幽默	幽默選集編譯組	130元

・語 文 特 輯・電腦編號 09

①日本話1000句速成	王復華編著	60元
②美國話1000句速成	吳銘編著	60元
③美國話1000句速成　附卡帶		220元
④日本話1000句速成　附卡帶		220元
⑤簡明日本話速成	陳炳崑編著	90元
⑳學會美式俚語會話	王嘉明著	220元

・武術特輯・電腦編號10

①陳式太極拳入門	馮志強編著	150元
②武式太極拳	郝少如編著	150元
③練功十八法入門	蕭京凌編著	120元
④教門長拳	蕭京凌編譯	150元
⑤跆拳道	蕭京凌編譯	180元
⑥正傳合氣道	程曉鈴譯	180元
⑦圖解雙節棍	陳銘遠著	150元
⑧格鬥空手道	鄭旭旭編著	180元
⑨實用跆拳道	陳國榮編著	180元
⑩武術初學指南	李文英、解守德編著	250元
⑪泰國拳	陳國榮著	180元
⑫中國式摔跤	黃　斌編著	180元
⑬太極劍入門	李德印編著	180元
⑭太極拳運動	運動司編	220元
⑮太極拳譜	淸・王宗岳等著	280元
⑯散手初學	冷　峰編著	180元
⑰南拳	朱瑞琪編著	180元

・趣味益智百科・電腦編號11

②神奇魔術入門	陳炳崑譯	70元
③智商180訓練金頭腦	徐道政譯	90元
④趣味遊戲107入門	徐道政譯	60元
⑤漫畫入門	張芳明譯	70元
⑥氣象觀測入門	陳炳崑譯	50元
⑦圖解游泳入門	黃慶篤譯	80元
⑨少女派對入門	陳昱仁譯	70元
⑩簡易勞作入門	陳昱仁譯	70元
⑪手製玩具入門	趣味百科編譯組	80元
⑫圖解遊戲百科	趣味百科編譯組	70元
⑬奇妙火柴棒遊戲	趣味百科編譯組	70元
⑭奇妙手指遊戲	趣味百科編譯組	70元
⑮快樂的勞作—走	趣味百科編譯組	70元
⑯快樂的勞作—動	趣味百科編譯組	70元
⑰快樂的勞作—飛	趣味百科編譯組	70元
⑱不可思議的恐龍	趣味百科編譯組	70元
⑲不可思議的化石	趣味百科編譯組	70元
⑳偵探推理入門	趣味百科編譯組	70元
㉑愛與幸福占星術	趣味百科編譯組	70元

國家圖書館出版品預行編目資料

自然治癒力提升法/帶津良一著；蔡媛惠譯
——初版，——臺北市，大展，民86
面；　　公分，——（健康天地；67）
譯自：自然治癒力の高め方
ISBN 957-557-685-3（平裝）

1. 治療法　　2. 健康法

418.9　　86001139

原書名：自然治癒力の高め方
原著作者：帶津良一©Ryoichi Obitsu 1994
原出版者：株式會社　ごま書房
版權仲介：宏儒企業有限公司

自然治癒力提升法

ISBN 957-557-685-3

原著者/ 帶津良一
編譯者/ 蔡媛惠
發行人/ 蔡森明
出版者/ 大展出版社有限公司
社址/ 台北市北投區（石牌）致遠一路2段12巷1號
電話/ （02）8236031・8236033
傳真/ （02）8272069
郵政劃撥/ 0166955-1
登記證/ 局版臺業字第2171號
承印者/ 高星企業有限公司
裝訂/ 日新裝訂所
排版者/ 弘益電腦排版有限公司
電話/ （02）5611592
初版/ 1997年（民86年）3月

定價/ 180元

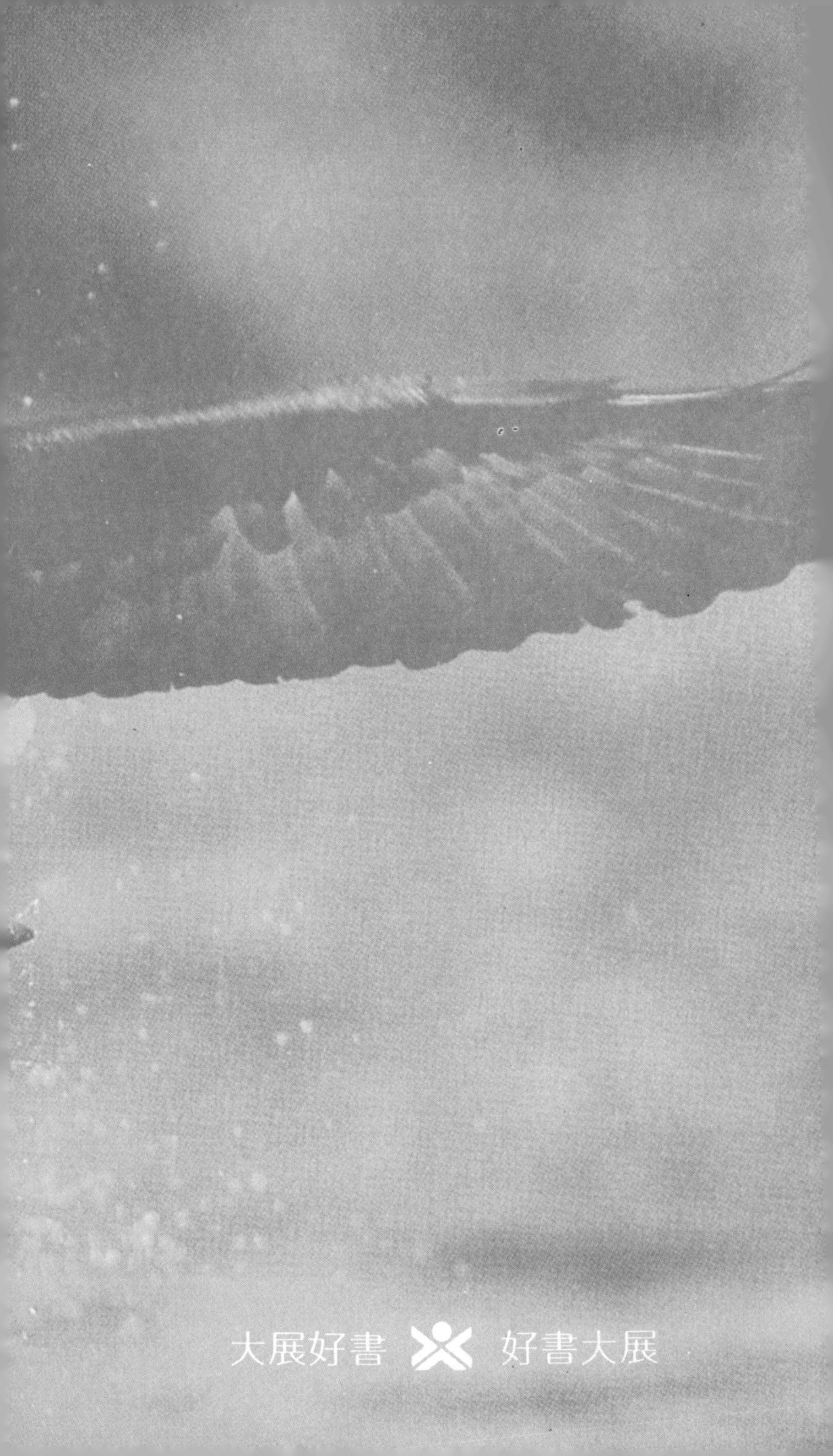
大展好書 好書大展

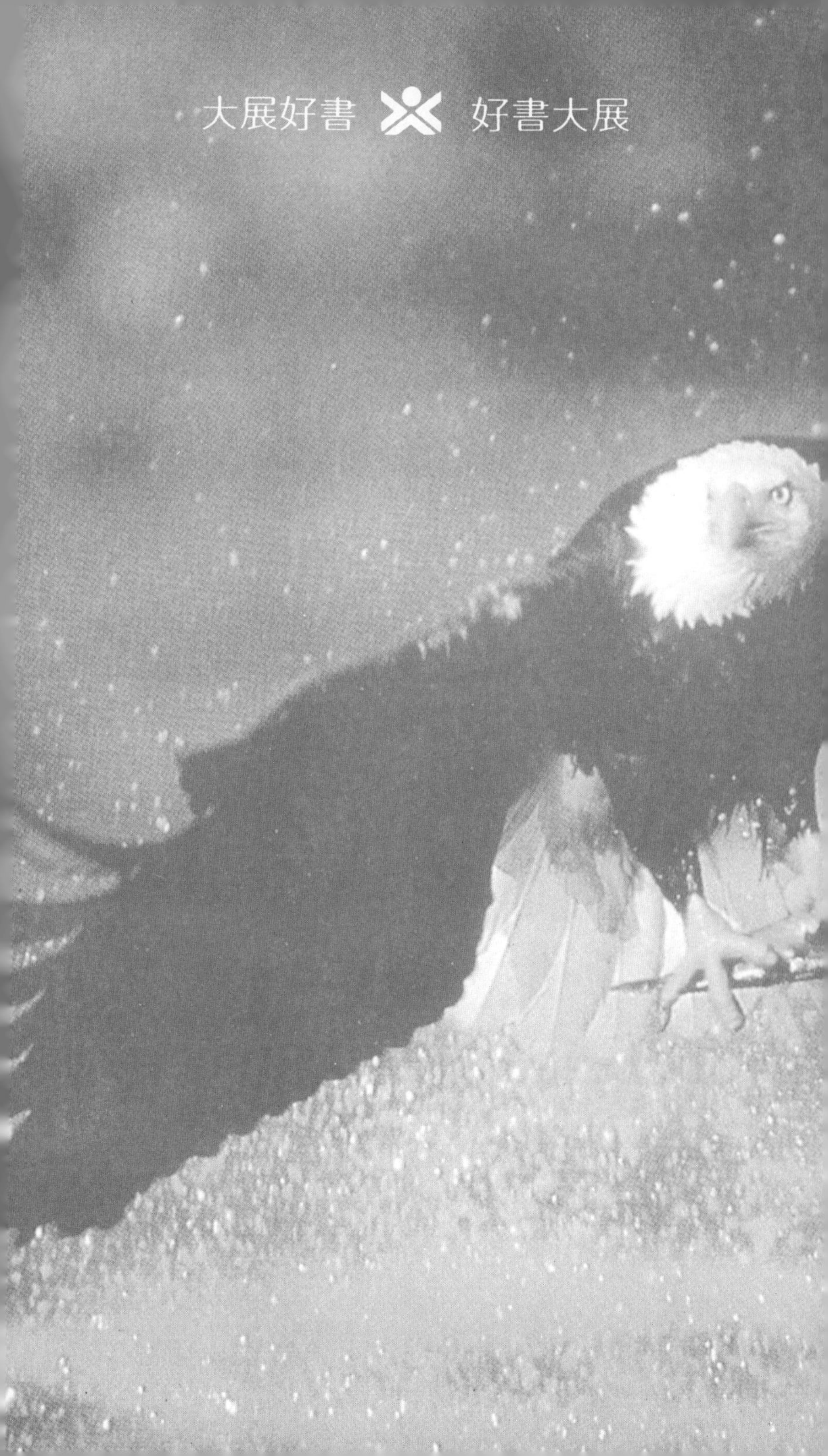
大展好書 好書大展